続 **母親のメンタルヘルス
サポートハンドブック**

気づく

支える

つなぐ

産婦自殺・
母子心中
をなくすための
対応ガイド 10のケースでみる

国立成育医療研究センター　こころの診療部乳幼児メンタルヘルス診療科
信州大学医学部　周産期のこころの医学講座

立花良之 著

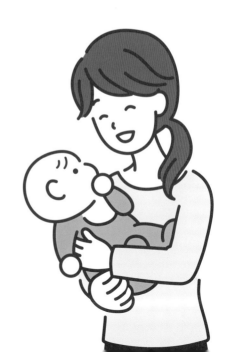

医歯薬出版株式会社

This book was originally published in Japanese
under the title of :

ZOKU HAHAOYA-NO MENTARUHERUSU SAPŌTOHANDOBUKKU
(Clinical guide for maternal suicide prevention during perinatal period:
A handbook for supporting mothers with mental health problems)

TACHIBANA, Yoshiyuki
  National Center for Child Health and Development
  Shinshu University

© 2021 1st ed.

ISHIYAKU PUBLISHERS, INC.
  7-10, Honkomagome 1 chome, Bunkyo-ku,
  Tokyo 113-8612, Japan

はじめに

　産婦自殺が妊産婦死亡の死因の第1位であることが、国内外の調査で明らかになっています。その原因の多くは産褥精神病や重症の産後うつ病で、これらは母子心中や嬰児殺にもつながりえます。産後に起こる重症の精神障害は、早期に発見され、早期に治療を受ければ、一般的に予後の良いものです。産婦自殺・母子心中で亡くなっている方々の命の多くは、救える命であると考えられます。

　日本にはすぐれた親子保健システムがあります。メンタルヘルス不調の母親には、産科医・助産師・看護師・精神科医・小児科医・精神保健福祉士・医療ソーシャルワーカー・救急医など、さまざまな職種がかかわります。ただ、こと自殺念慮のある母親への対応となると、「どのように対応すればよいかよくわからない」「下手に対応すると自殺したい気持ちを刺激してしまうかもしれないので怖い」などの不安を覚える関係者も多いと思います。また、「困っているお母さんを何とか助けたい」という思いはどの職種にも共通でしょうが、職種間で認識にちょっとした溝があるかもしれません。その溝を埋めるようにして同じ方向を向いて産婦自殺予防を考えられるようなマニュアルがあればという思いで、本書を執筆しました。

　本書では、既存の親子保健システムを活用しながら、医療・保健・福祉が連携して、どのように自殺のリスクのある妊産婦を発見するか、どのようにケアしていくべきかについて解説します。

　本書が、自殺念慮のある母親やその家族を地域でサポートしている親子保健関係者の方々にとって、少しでもお役に立つことを心より願っています。

2021年5月
立花良之

国立成育医療研究センター　こころの診療部乳幼児メンタルヘルス診療科
信州大学医学部　周産期のこころの医学講座
2018〜2020年度日本医療研究開発機構成育疾患克服等総合研究事業「周産期メンタルヘルスの改善に向けた予防的治療介入法の開発　産婦自殺・母子心中をゼロにする地域母子保健システム及びハイリスク者の早期発見・早期介入システムの確立」研究代表者

目次

第1章 産婦自殺・母子心中に関する基礎知識 ── 1

1. 産婦自殺・母子心中の背景と現状 ──────────── 2
2. 産婦自殺・母子心中につながりうる精神疾患 ─────── 4

第2章 地域親子保健での対応① 「気づく」 ──── 7

1. エジンバラ産後うつ病自己評価票（EPDS）で気づく ──── 8
　　1) EPDSとは ─────────────────── 8
　　2) EPDSの10個の質問項目 ─────────────── 9
　　3) EPDSの質問10が陽性点数だった場合 ────────── 11
2. EPDSを実施できないとき ……問診で気づく ─────── 12
　　1) 睡眠障害についての質問 ──────────────── 12
　　2) 食欲についての質問 ──────────────── 13
3. リスク因子と保護因子のアセスメント ──────────── 13
　　1) リスク因子 ────────────────── 13
　　2) 保護因子 ──────────────────── 14
4. 本人・家族の心理社会面の系統的なアセスメント ──────── 15

第3章 地域親子保健での対応② 「支える」 ──── 19

1. 本人を支える ────────────────── 20
　　1) 本人への対応 ──────────────── 20
　　2) 本人への心理教育 ────────────── 21
2. 家族を支える ────────────────── 24
　　1) 家族のサポート ──────────────── 24
　　2) 本人が精神状態に由来した興奮や攻撃性を呈しているときの対応 ── 25

第4章 地域親子保健での対応③ 「つなぐ」 ──── 27

1. ケースマネジメント ────────────────── 28
　　1) ケースマネジメントとは ─────────────── 28
　　2) ケースマネジメントの展開 ─────────────── 29

2. 他機関との連携 ─────────────────────────────────── 31

　　1）緊急の場合 ───────────────────────────────── 32

　　2）非緊急、かつ、精神科受診の必要がある場合 ─────────── 33

　　3）非緊急、かつ、精神科受診までは必要ない場合 ─────────── 33

　　4）育児・家庭環境に問題がある場合、出生児の安全確保が必要な場合 ── 33

3. 幼児健診時や小児科医療で留意すべきこと ─────────────── 33

4. 多機関連携と当事者（本人・家族）の同意 ─────────────── 37

　　1）本人への説明と同意 ─────────────────────── 37

　　2）本人が自治体保健師への紹介に同意しない場合 ──────────── 37

　　3）当事者の同意にもとづく多機関連携のプロセス ───────────── 37

　　4）説明時の注意点　……当事者の気持ちとニーズに即して ───────── 38

5. 当事者（本人・家族）への情報提供 ─────────────────── 39

第5章　地域での取り組みの事例 ─────────── 43

1. 須坂トライアル ─────────────────────────────── 44

　　1）須坂トライアルの背景 ──────────────────────── 44

　　2）須坂トライアルの概要 ──────────────────────── 44

　　3）須坂トライアルの展開 ──────────────────────── 44

　　4）須坂トライアルからわかったこと ─────────────────── 46

2. 長野トライアル ─────────────────────────────── 48

　　1）長野トライアルの背景 ──────────────────────── 48

　　2）長野トライアルの概要 ──────────────────────── 48

　　3）長野トライアルの展開 ──────────────────────── 48

第6章　事例検討 ───────────────────── 53

（症例1）妊娠期からの統合失調症が増悪したAさん ─────────────── 55

（症例2）苦しい状況を表出できず、周りに気づかれていないBさん ───────── 63

（症例3）退院後に、精神的不調から精神病症状を発症したCさん ─────────── 69

（症例4）子どもの病気によって、産後に精神病症状が出現したDさん ───────── 78

（症例5）産後うつになった、慢性的に自殺企図のあるEさん ─────────── 86

（症例6）紹介した精神科治療が中断していたFさん ─────────────── 91

（症例7）家族が24時間見守りをすると主張したGさん ──────────── 97

（症例8）無治療だった統合失調症が悪化して、産褥精神病になったHさん ────── 103

（症例9）精神科治療の中断など、医療機関での情報共有が不十分だったIさん ───── 109

（症例10）児の死亡などストレスが重なり、産褥精神病を発症したJさん ──────── 115

第7章 予防する
両親学級などでの啓発、利用できる社会制度・サービス ————123

1. 両親学級などでの啓発 ————————————————————————124
2. 知っておきたい社会制度やサービス ——————————————————126
    1）社会資源の利用が望まれる場合と、その相談窓口 ——————————126
    2）母親の精神科療養のための入院形態 ——————————————128
    3）精神科救急への連絡 ———————————————————129
3. 警察への連絡 ——————————————————————————130

資料 診療報酬上のインセンティブについて -131

デザイン・DTP：Isshiki、イラスト：鈴木智子

第1章

産婦自殺・
母子心中に関する
基礎知識

1. 産婦自殺・母子心中の背景と現状
2. 産婦自殺・母子心中につながりうる精神疾患

1. 産婦自殺・母子心中の背景と現状

(Point) 周産期死亡のおもな原因は自殺です。その多くは精神疾患を背景としていることがわかっています。自殺のハイリスク者に対して適切な治療が行われれば、自殺で亡くなっている妊産婦の命は救えた可能性があります。

国内外の調査から、周産期死亡の原因として産婦自殺が非常に多いことが明らかになっています。東京都監査札医務院の調査では、東京23区で自殺で死亡した妊産婦は、2005〜2014年の10年間で計63人にのぼることがわかりました。63例中40例が産後で、そのうち、産後うつ病のあった例は33%、うつ病は10%、産後うつ病＋統合失調症は3%、統合失調症は5%、不詳が10%、情報無しが40%と、多くが精神疾患を有していたことがわかっています。これら精神疾患を有していた自殺産婦に対して、適切な精神科治療が行われていれば救命できた可能性があります。

2016年に妊娠中や産後1年未満に死亡した妊産婦357人を調べたところ、自殺は102人で一番多く、自殺した時期は妊娠中3人、出産後92人、死産後7人でした。10万人あたりの自殺者数を示す「自殺死亡率」は、無職の世帯の女性が45.3と最も高く、また、年齢別だと35歳以上の自殺率が他の年代より高く、初産婦は2人目出産の約2倍でした。

海外の統計としては、英国の Maternal, Newborn and Infant Clinical Outcome Review Program があります。その2014〜2016年の統計によれば、妊娠中から産後6週の間の死因の第3位（死亡率10万人中2.8人）、産後6週から産後1年の間の死因の第2位（10万人中4.2人）が自殺であり、産後6週間から1年の間の母親の死亡の約4分の1が自殺であることがわかっています[1]。

国内外を問わず、産後の母親の自殺は周産期死亡の重要な死因であることがわかっています。

周産期のメンタルヘルスケアでは、重症化を防ぐためにもメンタルヘルス不調の妊産婦に対して、その兆候に早く「気づく」こと、親子を「支える」こと、適切に関係機関へ「つなぐ」ことが重要です。本書では、「気づく」「支える」「つなぐ」の視点からメンタルヘルスケアについて述べます。

産婦自殺・母子心中の多くが、精神疾患を背景としていることが明らかになっています。以降では、産婦自殺・母子心中につながりうる代表的な精神疾患や、それに関連する症状についてp4とp5に説明します。ただし、妊産婦自殺や母子心中につながる原因はこれらの疾患ですべてではなく、これまでの過酷な状況や突然の大きなストレスが原因となって自殺や心中に至ってしまうことがありえます。

-COLUMN- ハインリッヒの法則

　労働災害の経験則に「ハインリッヒの法則」というものがあります[2]。1件の重大事故の背後には29件の軽微な事故があり、さらにその背景には300件以上のヒヤリ・ハットが存在するというものです。

　これは、もしかすると産婦自殺・母子心中にもあてはまるかもしれません。わかっているだけで、産婦自殺により年間50〜60人の方が亡くなっています。その背景には、自殺企図や重症の事例が年間その2,930倍くらいあるかもしれません。約30倍と考えると1,500〜1,800人となり、年間日本で100万件の分娩があるとすると、そのうちの0.15〜0.18％に相当します。そして、労働災害でのヒヤリ・ハットに該当するような、心理社会的問題で濃厚な支援を要する妊産婦は300倍の15,000〜18,000人、全分娩数の1.5〜1.8％になります。これはちょうど特定妊婦の数に近いと考えられます[3]。

　労働災害では、重大な事故・災害を防ぐために、軽微な事故・災害やヒヤリ・ハットを予防し、しっかりと対応していくことが重要とされています。産婦自殺・母子心中の予防においても、単に自殺や心中を防ぐだけでなく、心理社会的リスクのある親子をしっかりとケアすることが重要と考えられます。

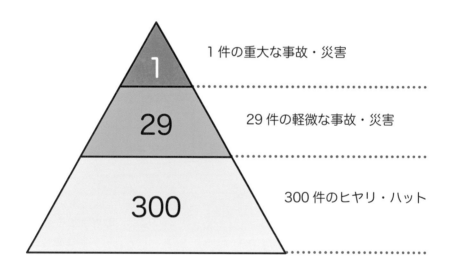

1　1件の重大な事故・災害

29　29件の軽微な事故・災害

300　300件のヒヤリ・ハット

2. 産婦自殺・母子心中につながりうる精神疾患

産後うつ病

　産後に気持ちが落ち込み、楽しいことも楽しいと思えないような状態がほとんど毎日、数週間以上続く状態です。

　国際的な精神疾患の診断基準であるDSM-5では、気分症状が妊娠中または出産後4週間以内に始まっている場合に〝周産期発症〟とすることになっています。他の症状としては、体重の減少または増加、不眠または過眠、焦燥感や体が動かなくなってしまうような状態、疲労感または気力の減退、無価値感や罪責感、思考力と集中力の減退や決断困難、死について繰り返し考えること、などがあります。

産褥精神病

　幻覚・妄想などの精神病状態が産後に起こるものです。精神科治療が必須で、この病状に気づいた際には直ちに治療介入を行う必要があります。

　多くは産後数日から数週以内に発症します。病状としては、幻聴、被害妄想、著しい不安、まとまりのない会話などです。産褥精神病は産褥婦1,000人に1〜2人の頻度で発症します。本人から症状の訴えがなくても、様子や言動から上記の症状が疑われた場合は、産褥精神病の可能性を考えて対応する必要があります。無治療でいると、自殺企図や母子心中のリスクもあります。産褥精神病の家族歴や既往歴のある妊婦は、産後に産褥精神病を発症するリスクがあると考え、事前に本人・家族にリスクを相談のうえ、もし産褥精神病の症状が出現した場合には、迅速な治療介入をする必要があります。

　産褥精神病には、抗精神病薬などによる薬物療法を行います。

双極性障害（躁うつ病）

　気分が異常に高揚したり、開放的になったり、易怒的になったりする躁状態と、気持ちが沈むうつ状態の2つの気分エピソードを病相として呈します。双極性障害の患者は、ときに強い自殺念慮を呈し、自殺企図に至ることがあります。

　産後うつ病で述べたうつ状態の症状のエピソードに加え、躁状態のエピソードを有します。躁状態の他の症状としては、自尊心の肥大・誇大、睡眠欲求の減退による睡眠時間の減少、多弁、観念奔逸（考えがとまとまらない形で、次々とほとばしり出る状態）、注意散漫、過活動や焦燥感に駆られた行動、困った結果になる可能

性が高い活動への熱中（過度の浪費、性的な無分別、投資）などがあります。双極性障害の既往歴や家族歴は、周産期における自殺企図のリスク因子として注意が必要です。

境界性人格障害

人間関係や自己像、感情などが不安定で、衝動性が非常に高く、下記のうちの5つ、またはそれ以上を満たすことがDSM-5の診断基準となっています。

- 現実または想像のなかで、見捨てられることを避けようとする、なりふり構わない努力
- 理想化とこき下ろしとの両極端を揺れ動く、不安定で激しい対人関係
- 不安定な自己像
- 浪費、性行為、物質乱用、無謀な運転、過食など、自己を傷つける可能性のある衝動的な行為
- 自傷行為や自殺企図の繰り返し
- 不安定な感情
- 慢性的な急遽感
- 不適切で激しい怒りをもったり、怒りを制御したりすることが困難

境界性人格障害では上記の診断基準にもあるように自傷行為や自殺企図を繰り返す人が多いです。原因は、遺伝的要因に加え、心的外傷体験などの環境要因によるという説もあります。90％の患者が幼少期に虐待などの心的外傷体験を受けているという報告もあります[4]。また、60 〜 70％の患者が、人生のある時点で自殺を試み、自殺による死亡率は8 〜 10％という報告があります[5]。しばしば、周りの人からは本人の繰り返す自傷行為や自殺企画について「（自殺企図や自傷行為を繰り返していても）死なないから大丈夫」などとみられることもありますが、安易に見過ごせるものではありません[6, 7, 8]。

物質関連障害（乱用・依存症）

アルコールや薬物の使用の結果、日常生活にアルコールや薬物がないといられなくなり、日常生活に支障をきたしている状態で、自殺企図のリスク因子です[9]。周産期では、本人の物質乱用の問題にとどまらず、妊娠中の胎盤から胎児への移行、母乳から乳児への移行の問題もあり、児の健康と安全を守るためにも、医療・保健・福祉での対応が必要になります。

続く第2章から第4章では、地域親子保健のなかで産婦自殺・母子心中のリスクのある親子をどのように早期発見・早期介入するのか、「気づく」「支える」「つなぐ」の3つの視点から述べます。

　産婦自殺・母子心中の予防は、基本的に周産期のメンタルヘルスケアの延長と考えられます。産婦自殺・母子心中の対策として特別なものがあるわけではなく、リスクのある人には周産期のメンタルヘルスケアのなかで当たり前に対応するというスタンスが重要です。

第 **2** 章

地域親子保健
での対応①
「気づく」

1. エジンバラ産後うつ病自己評価票（EPDS）で
   気づく
2. EPDSを実施できないとき
3. リスク因子と保護因子のアセスメント
4. 本人・家族の心理社会面の系統的なアセスメント

自殺念慮が親子保健領域で気づかれるケースとして、大まかに次のようなケースがあるでしょう。

- エジンバラ産後うつ病自己評価票（EPDS）で気づかれる
- 妊娠中や産後の精神状態が悪くて気づかれる
- 自殺企図・自傷行為で気づかれる
- 過去の入院などの精神科治療歴で気づかれる

1. エジンバラ産後うつ病自己評価票（EPDS）で気づく

 Point 周産期にエジンバラ産後うつ病自己評価票（EPDS）をルーチンに実施する施設が多くなっています。とくに質問 10 は自殺念慮を反映するとされており、この項目で陽性になった人に対して適切にアプローチすることが妊産婦自殺を予防するうえで重要です。

周産期医療・親子保健の現場において、自殺念慮のアセスメントを含む精神医学的評価を行おうとすると、スタッフによって評価法がまちまちとなります。また、評価不足は、精神的不調の妊産婦の見過ごしや症状の重症化につながります。スタッフ個人のスキルによらず一定水準で見過ごしなく精神医学的評価を行うためには、周産期のポピュレーションアプローチをしやすいタイミングにスクリーニングを実施することが有益です。

医療機関でも保健機関でも、妊娠中や産後のメンタルヘルスのスクリーニングとしてエジンバラ産後うつ病自己評価票（Edinburgh Postnatal Depression Scale；EPDS）[1, 2] をルーチンに実施する施設が多くなっています。ここでは、EPDSを用いて精神状態や自殺念慮をアセスメントする方法について述べます。

1）EPDSとは

EPDSは10個の質問項目からなる、0〜3点の4件法による自己記入式の質問票で、周産期のうつ状態によくみられる症状を質問にしています。EPDSの質問を通して、精神的に不調をきたしている母親がどのようなことで困ったり悩んだりしているかを把握できます。とくに質問10は自殺念慮を反映するとされており、点数が高いほうがより深刻度が高い可能性があることを念頭に置きます。ただし、自殺念慮があっても人に知られたくないという思いから点数を低めに回答することもあるので注意が必要です。また、単に点数をつけてカットオフ値でうつ状態の程度を判定することに使うのではなく、EPDSに答えてもらうことで浮き彫りになった問題を一緒に考え、傾聴と共感の姿勢で本人のつらい気持ちに寄り添うために活用することが可能です。

自殺念慮について本人から語られないときに、かかわるスタッフがその有無を判断するのは難しいことです。そこで、周産期のさまざまなタイムポイントで広く実施されているEPDSを自殺念慮のルーチンなアセスメントとして活用することが有益です。EPDSからは、うつや不安の症状について多くの情報を得られるので、自殺念慮のアセスメントが目的であっても、質問10への回答だけにとらわれず、全体の回答や本人の面接の様子、日常生活の状況などから総合的にアセスメントすることが重要です。

2) EPDSの10個の質問項目

質問1 「笑うことができたし、物事の面白い面もわかった」
質問2 「物事を楽しみにして待った」
　うつ病の基本症状のひとつである「興味・喜びの消失」があるかどうかを聞くものです。EPDSが9点以上の高得点で、産後うつ病と精神科診断がつく人は、ほとんどの場合、質問1と質問2で何らかの点数がつきます。

質問3 「物事がうまくいかないとき、自分を不必要に責めた」
　質問3から質問6は、産後うつ病でなくても、子育てに慣れておらず忙しいときには、陽性点数がつきがちです。「不必要に」がキーワードとなります。ここで何らかの点数がついた母親には、その内容を具体的に聴取して判断していきます。
　「私がダメな母親だから、この子がなかなか泣き止んでくれない……」
など、うつ病の母親は、根拠なく自分を責めて、うまくいかないと、些細なことに悩みます。ひとつのことを繰り返し思い悩み、くよくよ考え込むようになります。自責感がどの程度強いか、どの程度病的かもアセスメントします。
　「お子さんや家族に申し訳ないという気持ち担ってしまうことがありますか？」
などと聞くとよいでしょう。ここで強くそう思っているようであると、自殺念慮を確認すべきです。踏み込んで、
　「皆に申し訳ないという気持ちから、自分なんか消えてなくなったほうがよいなどと思うことはありませんか？」
などと聞きます[3]。この部分は、質問10の結果と合わせてアセスメントするとよいでしょう。

質問4 「はっきりした理由もないのに不安になったり、心配したりした」
　「理由もないのに」が大切です。たとえば、家事で手が離せず泣いている赤ちゃんに対応できないことに生じる不安は「理由のある不安」で、メンタルヘルスの見立てのうえではとくに問題ありません。うつ病の場合の不安は、理由のない漠然とした心配を生じやす

いので、どのような不安を感じているかを聞くとよいでしょう。

質問5 「はっきりした理由もないのに恐怖に襲われた」

質問4と同じく、「理由もないのに」がキーワードです。たとえば、別室にいて「子どもが息をしているだろうか」と様子を見に行くのは正常範囲です。うつ病の母親には、とらえどころのない恐怖や死の恐怖など、いろいろな恐怖感が理由もなく出現します。

質問6 「することがたくさんあって大変だった」

うつ病になると、脳機能が低下し、物事に集中力をもって取り組むことや、計画的に効率よく行うことが困難になります。そのような状態に陥っていないかをチェックします。出産後の母親は、誰でも大変です。そのため、多くの健康な母親でもこの項目にあてはまると回答します。状況や内容、母親の実際の行動を具体的に聞き出すことで、母親の不安の解消につながります。

質問7 「不幸せな気分なので、眠りにくかった」

うつ病による睡眠の障害に関する質問です。育児や家事が忙しすぎて眠る時間が足りないのか、子どもの夜泣きのために眠いのに眠れていないのか、病的な不眠なのかを確認します。次のように質問して、入眠困難、中途覚醒、早朝覚醒の有無、不眠による日常生活の支障、夜間不眠であったときに、日中の仮眠などで代替の休息をとれているかを確認するとよいでしょう。

「床に就いてから眠りにつくまで、どのくらい時間がかかりますか？」

「朝、早く目覚めてしまいますか？」

「眠っているのに、熟睡感が得られないのですか？」

「眠れないことで、すごく疲れていますか？」

「昼間に時間があれば、睡眠をとることができていますか？」

夜間の不眠を昼寝によって解消できているかなど、不眠の状況を総合的に把握します。病的な不眠であれば、

「眠った感じがしないときは、何かをやろうという気持ちが失せてしまったり、何をやっても楽しいと思えなかったりするようなことはありませんか？」

という質問につなげると、うつ病の二大症状についてスムーズに聞くことができます[3]。

質問8 「悲しくなったり、みじめになったりした」
質問9 「不幸せな気分だったので、泣いていた」

うつ病の基本症状のひとつである抑うつ気分についてたずねる質問で、この項目に該当する場合には、その状態について注意深く聞くことが大切です。どういう状況のときに、

悲しくなったり、みじめになったりして、どれくらい続くのかたずねるようにします。本人にもはっきりとした理由がわからないけれど、一日の大半で、悲しくなったり涙が出たりするのは、うつ病の母親が経験する抑うつ症状と考えられます。

質問10 「自分自身を傷つけるという考えが浮かんできた」

この質問は、自傷行為をしてしまいたくなる気持ちのみならず、自殺念慮も反映しているとされています[4]。自殺念慮について直接的に確認するのに抵抗のある親子保健スタッフにとっても、EPDSのこの質問10を使えば、質問紙の限界はあるものの母親が答えた内容から自殺念慮の有無を把握することができます。

3) EPDSの質問10が陽性点数だった場合

EPDSの質問10が陽性点数であれば、たとえ1点であっても、また、総合点が9点以下であっても、次のような質問をして内容を具体的に聞くとよいでしょう。

〈内容について質問します〉
　Q「最近、いちばんそのような気持ちになったのは、いつ、どんな状況でしたか？」
　A「3日前に、子どもがどうしても泣き止まなかったときです」
〈実際にどんな考えが浮かんだかを確認します〉
　Q「自分をどうしようと考えましたか？」
　A「ベランダから、子どもと一緒に飛び降りて死のうと考えました」
〈具体的に実行したかを確認します〉
　Q「そのあと、どう行動しましたか？」
　A「飛び降りようとして、ベランダの手すりまで行き、下をのぞいたところで、はっとして飛び降りたあとのことを考えて思いとどまりました」
〈本人を支える人（夫、家族、友人、グループ、その他）を確認します〉
　Q「自殺を考えたときに、助けてほしいと言える相手が身近にいますか？」「そばにいなくても、電話などで連絡が取れて、話を聞いてもらえる人がいますか？」
〈そのときにサポートやヘルプを実際に求めたかどうかを確認します〉
　Q「そんなつらい気持ちになったことを、後でご家族に話しましたか？」
〈今後の援助方法を示し、自殺、自傷行為をはっきり止めます〉
　自殺、自傷行為をしたくなったときに思いとどまり、つらい気持ちを軽減するために、夫や家族、他の誰かに助けを求めることを具体的に指導します。誰に、どのような形で連絡し、何を話すのか、具体的方法や手段を確認します。

これらは対応の一例ですが、EPDSの質問10への回答を通して自殺念慮が疑われた母親に対応していくことができます。

2．EPDSを実施できないとき　……問診で気づく

 EPDS を必ずしもいつもできるわけではないでしょう。そのような際には、ここで紹介するような、睡眠や食事など生理的な質問から入っていくと、問診のなかで自殺念慮の質問に自然な形でつなげていきやすいかもしれません[3]。

1）睡眠障害についての質問

　睡眠障害には、寝つきが悪い、途中で何度も目が覚める、朝早く目が覚めてしまいそこからまた眠れない、寝た気がしない、といった症状があり、それぞれ入眠困難、中途覚醒、早朝覚醒、熟眠障害といわれます。妊娠中、とくに中期以後は中途覚醒が増え、また、産後は赤ちゃんの夜間の授乳や世話でどの母親も不眠になりがちです。そのような不眠と病的な不眠を区別する手段として、EPDSを実施せずとも、EPDSの睡眠についての質問内容を問うのも有効と考えられます。

　「夜眠れなくてつらいいことはありますか？」

　もし「はい」と答えるようであれば、次のようなEPDSの質問7に類似した内容を聞いてみるとよいでしょう。

　「つらい気持ちでいろいろなことを考えて、眠れないことはありましたか？」

　眠れていなくて、心身ともに疲弊しているようであれば、うつの二大症状について質問します。

　「眠れた感じがしていなくて、何かをやろうという気持ちが起こらなかったり、何をやっても楽しいと思えなかったりすることはありませんか？」

　ここで「はい」と答えるようであれば、持続する興味や喜びの消失があると考えられます。あわせて、

　「一日中気持ちが沈んでいることはありますか？」

　「それはどれくらい続いていますか？」

と質問することで、持続する興味や喜びの消失を確認できます。

2) 食欲についての質問

「食欲はどうですか？」と聞き、「あまりありません」などとネガティブな答えがあれば、

「以前のようにおいしいものをおいしいと感じることができますか？」

「おいしいものを食べたいと思いますか？」

といった質問を加えると、食欲の話題から、興味や喜びの消失といったうつ病の症状について確認することができます。

　さらに〝持続する抑うつ気分〟について確認したあと、うつ病が疑われる状態と考えられれば、さらに自責感について聞きます。EPDSの質問3にならって、

「物事がうまくいかないとき、自分を不必要に攻めるようなことはありましたか？」

と聞くとよいでしょう。

3. リスク因子と保護因子のアセスメント

 Point 自殺念慮が気づかれたら、アセスメントにつなげていきます。「リスク因子」と「保護因子」について聞くとよいでしょう。

1) リスク因子

　産後の自殺で重要なリスク因子として、精神疾患の既往（とくに産褥精神病の既往）、産褥精神病の家族歴が指摘されています[5]。日本の疫学調査では、家族のきずなを感じられていないなどの孤立感[6]、実母の援助がない、実母との関係性が悪く援助してもらえない社会的支援不足が、産後のうつ状態を予測する重要なリスク因子であることがわかっています。他には、心的外傷歴、被虐待歴などがあげられます。

　一方、産後うつのリスク因子としては、

- 精神疾患の既往
- 大きなストレス因子
- ソーシャルサポートの乏しさ

があります。

　これらに留意することで、自殺念慮のリスクのある妊産婦に早く気づくことが可能になると考えられます。

　また、英国国立医療技術評価機構（National Institute for Health and Clinical Excellence；NICE）のガイドライン[7]で述べられている妊娠中・産後のメンタルヘルス不調のリスクファクター（表2-1）も参考になります。

[表2-1] NICEのガイドライン　妊娠中・産後のメンタルヘルス不調のリスクファクター

- 妊娠期または産後のメンタルヘルス不調の既往
- 身体的に満足できる状態（体重，喫煙，栄養，活動レベルを含む）や身体的健康問題の既往
- アルコールや薬物の乱用
- 妊娠否定を含む，妊娠に対する態度
- 妊娠中および過去の自身，胎児，児の体験
- 母児関係
- 過去の精神科治療歴，および治療への反応性
- 社会的つながりおよび対人関係の質
- 生活状況および社会的孤立
- 第一親等の精神疾患家族歴
- 家庭内暴力および虐待，性的虐待，心的外傷，小児期の養育不全
- 住環境，就労状況，経済状況，転居・移住
- 他の児や若年，老人家族に対するケアする立場としての責任

2) 保護因子

　保護因子としては、健康的で親密な人間関係を育み維持する力、強い個人の人間関係、宗教的またはスピリチュアルな信念、精神的・身体的に満たされた状態（well-being）を促進する健康的なライフスタイル（たとえば、定期的な運動やスポーツ、適度な睡眠、健康的な食事、アルコールの健康への影響に気をつけている、効果的なストレスマネジメント）があります[8]。保護因子をつくることや強化することは自殺予防に有効とされています[9, 10]。

　メンタルヘルスの問題があると判断されたり、治療中であることがわかったりした場合には、学習障害や後天的な認知機能不全の有無について確認し、ケアプランを立てるときに必要があれば専門家に相談します。

　リスクアセスメントの際には、同意が得られれば、パートナーや家族、ケアしている人と協力します。セルフネグレクト（未受診妊婦など）、自傷、自殺念慮、自殺企図、他害（乳児を含む）、喫煙、薬物またはアルコールの乱用、DVや虐待の潜在的なリスクがないかについても留意するとよいでしょう。

　児童虐待や養育不全があれば、虐待予防の地域対応のプロトコールに則って対応します。

4. 本人・家族の心理社会面の系統的なアセスメント

(Point) **本人・家族の心理社会面をアセスメントする際には、問題となっていること、目立っていることなど、かぎられた部分にとらわれることなく、リスク因子・保護因子などを含め、本人・家族の全体について系統的に考えることが大切です。**

　本人・家族をサポートする際に、心理社会面の評価は重要ですが、問題となっていること、目立っていることだけに支援者の意識が向きがちです。かぎられた部分にとらわれることがないよう、系統的にアセスメントできるフォーマットを使うとよいかもしれません。図2-1に、筆者が携わった長野市における妊産婦自殺対策で、保健師と一緒に作成した心理社会面のアセスメントシートを紹介します。また、図2-2に、自殺念慮を有する際にさらなる評価をするためのシートもあわせて紹介します。

記入日：　　年　月　日　記入者（　　　　　　　）

お母さんの名前（　　　　　　　　）　子どもの名前（　　　　　　　　）
◎ EPDS＿＿＿＿点　　　　◎ EPDS の質問 10 ＿＿＿点
◎精神科既往　　　　あり・なし
◎治療状況　　　　　通院歴あり・通院中・未受診・治療中・治療中断
　診断名＿＿＿＿＿　　　医療機関＿＿＿＿＿＿　　　服薬状況＿＿＿＿＿
◎身体疾患の既往　　あり・なし
◎治療状況　　　　　通院歴あり・通院中・未受診
　診断名＿＿＿＿＿　　　医療機関＿＿＿＿＿＿　　　服薬状況＿＿＿＿＿

◎赤ちゃんへの気持ち質問票、育児支援チェックリストで気になること

◎母を取り巻く環境で気になること

◎会ったときの母の様子（うつ、不安が強い、困ったときに SOS を出せないなど）

◎子育てについて（愛着、育児スキルなど）のリスク因子・保護因子

◎お母さんについて、上記以外のリスク因子・保護因子

◎お子さんについて心配なこと

◎利用する資源

◎今後の支援プラン

［図 2-1］　こころのサポートシート

SAD PERSONS スケール　※1を一部改変

□うつ状態

□自殺企図の既往　　□自殺企図　　□自傷

□アルコール・薬物の乱用

□幻覚・脳器質症候群、精神病状態

□社会的援助の欠如

　　□職場での孤立　　□乏しい家族関係　　□失業　　□社会経済的地位の低下

　　□経済的損失　　□病気・けがによる生活への影響　　□予想外の失敗

　　□配偶者のドメスティックバイオレンス

　　□他者の死の影響（重要なつながりがあった人の死）

　　□不安定で乏しい治療関係

□まとまった計画

　　□致死性の高い手段（縊首、飛び降り、ガスなど）　　□複数の手段の併用

　　□手の込んだ計画・強い／動揺する自殺念慮

□配偶者がいない

　　□未婚　　□離婚　　□別居　　□配偶者との死別

□身体疾患

　　□慢性・消耗性の疾患　　□生活に大きな支障がある

　　□大きな苦痛を感じている

SAD PERSONS スケールに含まれない重要なリスク因子　※2を一部改変

□自殺の家族歴　　□喪失体験　　□幼少期の虐待の既往　　□事故傾性

□自殺に関連した性格・パーソナリティの傾向

　　□依存的　　□敵対的　　□衝動的　　□強迫的　　□抑うつ的　　□反社会的

赤信号サイン　※3を一部改変

□急激な精神症状の出現　　□自分を傷つけたいという観念や行動

□母親としての不全感の出現や持続、児に対する忌避

黄色信号サイン　※3を一部改変

□精神病の既往　　□精神疾患の家族歴（とりわけ、双極性障害、産褥精神病）

[図2-2]　周産期の自殺リスク評価票

※1　Patterson WM, et al（1983）：Evaluation of suicidal patients: the SAD PERSONS scale. Psychosomatics, 24（4）：343-9.

※2　衞藤暢明, 他（2019）：総合病院精神科外来での自殺予防. 精神神経学雑誌, 121（11）：873-9.

※3　Knight M, et al（2018）：Saving Lives, Improving Mothers' Care：Lessons learned to inform maternity care from the UK and Ireland Confidential Enquiries into Maternal Deaths and Morbidity 2014-16. National Perinatal Epidemiology Unit, University of Oxford.

第**3**章

地域親子保健
での対応②
「支える」

1. 本人を支える
2. 家族を支える

1. 本人を支える

Point 自殺念慮のある妊産婦に対し、関係性の構築、共感と傾聴の姿勢が大切です。

　自殺念慮のある妊産婦へのかかわりとして何よりも重要なのが関係性の構築です。妊娠中の問診など、妊産婦と出会ったときから関係性は始まっています。そのときにあたたかい態度で接していれば、「この人のことは信じることができる」という気持ちになるかもしれません。本人がつらい気持ちをかかえているようであれば、その気持ちへの共感する態度や傾聴する姿勢が極めて重要になります。ケアする側のそのような雰囲気や態度から、自殺念慮のある妊産婦は自分のつらい気持ちを「この人になら打ち明けてもよい」という気持ちになりえます。

　自殺念慮があったとしても、それを他者に言う人は滅多にいないかと思います。周産期では、EPDSなどで、ふだんは人に言わないそのような気持ちを、回答結果をもとに親子保健関係者から尋ねられることになります。このとき、人に言えなかったつらい気持ちを人に言えるということは、その人にとってきわめて大きなことになるかもしれません。それまでの人生でかかえてきたいろいろな感情、たとえば怒りや恨みの気持ちが出てくるかもしれません。また、周りの人に裏切られたり、信頼できなかったり、助けてもらえなかったりする思いを重ねてきたかもしれません。そのようなときに、親子保健関係者に気持ちを受け止めてもらえる、助けてもらえるということは、人生のなかでも他にない貴重な機会になりえます。そのようなことを念頭に置いて、親子保健関係者はつらい気持ちをかかえている妊産婦にかかわることが大切と考えられます。

（1）自分から助けを求めない人への対応

　自殺のリスクが高くても、自分から周囲の人や支援者に助けを求めない人もいます。

　その場合、本人がいまの状況をどのように考え、どのような思いでいるか、本人はどんなことを大切にしているのかを考えるとよいでしょう。支援者からは支援が必要で危険な状態のようにみえても、本人はそう思っていないこともあります。そのようなときに、本人の気持ちを考えずに理詰めで説得しようとしても、本人は決して納得しないでしょう。本人が望んでいることをまず共有し、そのためにどのようなことをしていけるか、そして、いまの苦しい状況をどのようにすれば良い方向にもっていけるかを問いかけ、本人の解決への気持ちをエンパワメントしながら、一緒に考えていくとよいでしょう。あわせて、本人の気持ちや立場に合わせた環境調整を一緒に考えていきます。

（2）自分のつらい気持ちを話したがらない人への対応

　自殺企図や自傷行為があっても、自分のつらい気持ちを親子保健関係者に話さない人もいます。そのような場合は、まず本人がたいへんな状況にあることへの共感と傾聴の姿勢で真摯に接します。忙しい臨床場面で、自殺企図や自傷行為への対応に追われると、親子保健関係者のほうに陰性の感情が起こるかもしれません。しかし、自殺企図や自傷行為は本人にとっての「死にたいほどつらい」というSOSのサインかもしれません。陰性感情が起こりうるということを親子保健関係者が認識のうえ、自分の患者への態度を客観的にとらえ、いま目の前にいる、苦しんでいる患者が何を必要としているかを考え、「つらかったですね」などの共感的な言葉と態度、傾聴の姿勢で接するとよいでしょう。

　どうしてもうまく本人の気持ちを引き出せない場合は、別の親子保健関係者が対応してみるとよいでしょう。また、家族などからも状況を聴取し、総合的に判断します。精神科受診や治療が必要と考えられれば、「あなたのいまのつらい気持ちを楽にするためにも治療が必要です」などと説明し、治療につなげます。支援者の思いと本人のニーズがずれてしまっては、良い支援につながりません。

2）本人への心理教育

 自殺念慮のある妊産婦や家族への心理教育として、こころの問題について本人・家族に知っておいてもらいたいことを情報提供し、自殺からの保護因子としての治療や緊急時の連絡方法についてオリエンテーションを行うとよいでしょう。これらを通して、本人・家族が自殺予防について主体的に取り組めるようにエンパワメントすることが大切です。

　自殺念慮をもつ妊産婦やその家族への対応においては、親子保健関係者が一方的に必要な支援を押しつけるのではなく、いまどんな状況で、何が必要であり、それに対してどのようなことをしていけるか、どのような資源を活用できるかを一緒に考えていくことが重要です。そのうえで、本人・家族の心理教育を行うことが有益です。

　医療機関・保健機関には本人だけしか来ていないこともあります。しかし、自殺念慮があって介入が必要な場合、家族（パートナーや親など）にも連絡をとって、一緒に対応を考えていったほうがよい場合もあります。そのような場合には、本人の了承を得て、連絡をとります。

（1）誰がどのタイミングで行うか

　介入が必要と考えられる自殺念慮のある妊産婦に気づいた医療機関や保健機関が行うとよいでしょう。リスクのある妊産婦をたらい回しにすることなく、メンタルヘルス不調へ

の応急処置的対応の一環として、本人・家族に心理教育を行うことが有益です。

> 　心理教育は、心理療法・精神療法が当事者の問題の洞察を目指すのとは異なり、まず本人・家族に、起こっている問題について知ってもらい、その解決に向けた情報提供を行うのが目的であり、効率よく行っていくことが大切です。また、一方的に教育や情報提供をして当事者を受け身にしてしまうのではなく、当事者が問題解決する自発性を促し、エンパワメントしていくことが重要です。

(2)こころの問題について本人・家族に知っておいてもらいたいこと

①「死にたい気持ちが強まる」状況について

　妊娠中・産後はメンタルヘルス不調をきたしやすく、精神状態が悪化して死にたい気持ちが強まることがありうることを説明します。精神的な問題に対して、本人・家族がスティグマをもっていると、自殺念慮について話しづらいかもしれません。周産期にはメンタルヘルス不調が誰にでも起こりうることを説明することで、本人・家族はいまの状況を相談しやすくなるでしょう。

②リスク因子について

　自殺念慮を強め、精神的に追い詰めてしまうような因子（リスク因子）として、心身の疲れ、周りからのサポート不足、幻覚妄想、重いうつ状態などがあります。他のリスク因子として、p17の「周産期の自殺リスク評価票」にあるような項目が重要です。

③保護因子について

　自殺念慮があったとしても、そのような気持ちを思いとどまらせることができるように後押しする因子（保護因子）として、周りからのサポート、専門家のサポート、心身の休息、精神科治療、困っていること・悩んでいることへの具体的な対処などがあります。

(3)保護因子としての治療についてのオリエンテーション

　上記の保護因子に含まれる治療について、その重要性と導入について説明します。

①心身の休息と環境調整

　産後は赤ちゃんのお世話で睡眠不足になり、心身ともに疲弊しがちです。自殺念慮が睡眠不足により強まることもありえます。精神的に不調な場合は、ミルクや搾乳した母乳をパートナーに授乳してもらい、夜間ゆっくり休むようにするとよいでしょう。パートナーからそのような協力を得にくい場合には、昼間赤ちゃんが寝ている間にお母さんも休んでもらうようにするとよいでしょう。

　ひとりでかかえ込まずに、赤ちゃんを家族皆で育てるような環境も重要で、家事・育児の負担を減らすため、パートナーや実母などに積極的に手伝ってもらうようにするとよいでしょう。そのような状況にないようであれば環境調整を試みます。

また、つらいこと、悩んでいることについて、身近な人に話をじっくり聞いてもらい、受け止めてもらえることは非常に重要です。本人の気持ちに寄り添い、つらい気持ちを受け止めて、解決方法について一緒に考えることの重要性を、パートナーや親など周囲の人にも心理教育のなかで伝えるようにします。また、本人・家族の負担を減らすような社会資源の積極的な利用をすすめ、使える社会資源の選択肢やそれらの利用のための窓口について情報提供するとよいでしょう。

②産科医療機関・保健機関での相談、精神科治療

　周囲の理解やサポートをなかなか得られないこともあります。そのようなときには、産科医療機関や保健機関などで対応した親子保健関係者がしっかりと相談にのることが重要です。自殺念慮が強く、精神科治療が必要と考えられる場合には、精神科受診の必要性を説明します。その際に、③の薬物療法についても触れるとよいでしょう。

③薬物療法

　自殺念慮が強い場合、向精神薬を飲むと楽になることがあります。また、著しい不眠がある場合には、睡眠薬を飲んで夜間しっかりと眠れることで精神的な回復が早まることも期待できます。

　しかし、本人・家族が向精神薬の内服に抵抗を示すことがあります。その理由として、妊娠・授乳中の児への影響や依存性を心配することがあげられます。妊娠・授乳中の向精神薬の内服については、近年さまざまな文献があります[1, 2]。そのような文献をもとに、必要な際には安心して向精神薬の治療を受けてもらえるように、本人・家族に説明するとよいでしょう。また、「一度飲みはじめると、病みつきになってしまうのではないか」などと、薬物依存を心配する方もいます。そのような人には、主治医の治療にしっかりとしたがって自己判断をせずに薬を飲んでいれば依存の問題は起きないと説明して、安心してもらうとよいでしょう。

　また、向精神薬の内服へのスティグマのために薬を飲みたがらない人もいます。そのような人には、「赤ちゃんのためにも、お母さんが早く良くなる必要がある」こと、「いまの状況であれば、薬を飲むことで早く良くなることが期待できる」ことを説明するとよいと考えられます。

（4）緊急時の連絡先

　自殺念慮が強まり、そのような気持ちを抑えるのがむずかしくなったようなときの連絡先を伝えることは重要です。p39やp129で説明するように、平日日中と夜間・休日で連絡先が違うことも説明します。図3-1のような医療機関を案内するウェブサイトを印刷したものを準備しておいて、自殺念慮がある妊産婦や家族に心理教育をするときに渡すのもよいでしょう。

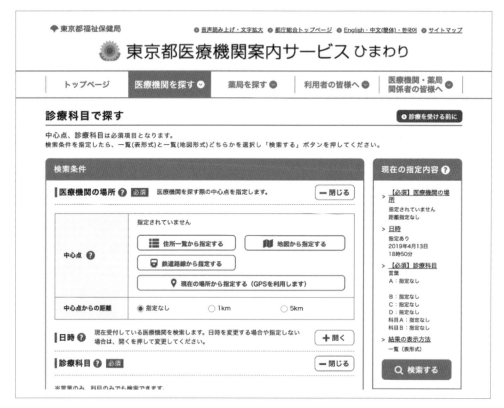

[図3-1] 本人・家族向けの精神科救急情報センターの資料の例
東京都福祉保健局：東京都医療機関案内サービス　ひまわり．

2. 家族を支える

Point 本人への対応について家族も悩んでいたり困っていたりします。問題解決のために
濃厚な支援が必要な場合は、家族への対応も重要です。家族とコンタクトをとり、家
族にも加わってもらったうえで、問題解決について考えていくとよいでしょう。そ
の際には、家族の悩みや思いに共感する姿勢、傾聴する姿勢が重要です。

1) 家族のサポート

　自殺念慮のある妊産婦をサポートするうえでは、家族のサポートも重要です。最初は
本人とだけの相談となることが多いかもしれませんが、問題解決のために濃厚な支援が必
要となれば、相談の場に家族にも加わってもらうとよいでしょう。医療機関の外来には、
パートナーや実母など家族が一緒に来ていることも少なくありません。そのときに家族と
も話をする機会をもつとよいでしょう。支援のキーパーソンと考えられるパートナーや実
母が来ていない場合は、本人の了承のもと、そのキーパーソンに電話でコンタクトをとる

などして、面接の機会をもつのも有益です。家族自身も本人をどのようにサポートすればよいか悩んでいることもありますし、対処法を一緒に考え、家族が本人に適切に寄り添えるようになることで、本人へのより良いサポートにもつながります。

　自殺念慮をかかえている妊産婦に対して、家族はこれまでも一生懸命に本人に接し、そのなかでどのように対応すればよいのか悩んできているのかもしれません。まず家族のこれまでの本人への対応をねぎらいます。また、周産期には精神状態が悪化して、強い自殺念慮が急激に出現することもあります。そのような場合には、本人のみならず、家族もどのようにしてよいのか戸惑うことでしょう。また、本人の話だけからは見えてこない日常生活、家庭生活の問題や病理、家族全体の問題や病理もあるかもしれません。家族と話すことで、そのようなことがさらに浮き彫りになってくることもあります。

　家族との面接においては、現在の本人の状況や治療、休養の必要性を説明し、家族が本人に対して思っていることや困っていること、家族から見た本人の状況を聞きます。本人へのかかわり方としては、あまり身構えずに、本人のつらい気持ちを表出できるよう、ふだんの接し方の延長のように共感的に傾聴します。穏やかな口調で、相手がどのように受け取っているか反応を見ながら、相手のペースに沿って話すとよいでしょう。

　また、緊急時の対応についても相談しておくとよいでしょう。ここでいう緊急時とは、睡眠障害が悪化したとき、現実と違うような妄想的な言動が出現したとき、強い自責の念を述べるとき、育児についての極度の不全感を訴えるとき、児に対して強い陰性感情を呈したとき、などです。

2）　本人が精神状態に由来した興奮や攻撃性を呈しているときの対応

　妊産婦の精神症状が、ときに興奮や攻撃性を呈することがあります。そのような際の対応としてディエスカレーションがあります[3]。ディエスカレーションとは、心理学的知見にもとづく言語的・非言語的なコミュニケーション技法によって怒りや衝動性、攻撃性を和らげ、患者をふだんの穏やかな状態に戻すことをさします。患者が激しい精神状態にある場合、その場にいる親子保健関係者が協働して対応します。まず、一人の親子保健関係者が主となって患者とコミュニケーションをもちます。他の親子保健関係者は、患者および親子保健関係者の安全に配慮し、患者の精神状態を評価しながら、本人を刺激しないような方法で問題解決を図るようにします。ディエスカレーションを行うときには、自身の立ち位置、体の姿勢、表情、視線などに留意して、本人の言語的・非言語的な不安やいらだちの表出を刺激せずコントロールするようにします。また、患者が落ち着きやすい場所で行うことも大切です[2, 4]。

　ディエスカレーションについて、英国国立医療技術評価機構（NICE）のガイドラインは、患者の興奮や攻撃性に対して次のような対応を推奨しています[4]。

- 焦燥、易刺激性、怒り、攻撃性の早期の兆候に気づく
- 攻撃性や暴力のよくある原因を理解する
- 攻撃性や暴力をかわし、なだめたり、落ち着かせたりさせる
- 暴力を避けるためのパーソナルスペースの重要性を理解する
  （一般的原則）
- 良好な患者-医療者関係のなかで、攻撃性や暴力につながるような患者の気分の変動に気づく
- 興奮している患者を他の人たちから離すと同時に、親子保健関係者が一人きりにならないようにする
- 患者を刺激しないように、言語的・非言語的コミュニケーションや患者との相互作用に留意して、興奮や攻撃性、暴力の発火点となるシチュエーションを避ける
- 患者が自身の興奮や攻撃性、暴力の引き金や兆候を認識するのを促し、また、本人が望んでいることについて話し合う
- ディエスカレーションのなかでは、患者を尊重し共感する

-COLUMN-　"支える"うえでいちばん大切なこと

　「"支える"うえで何かよい技法やプログラムはあるのだろうか？」と思われる方がいるかも知れません。筆者は、支えるうえで一番大切なことは、実は非常にシンプルなのではないかと思っています。筆者が研修医のときに、指導医が西丸四方という精神科医が著書で言っていることに触れて、「患者さんが癒やされるのは〈何とか療法〉をやったからじゃなくて、治療者がどれだけ真剣に患者さんに向き合ったかが大切なんだ。その関係性のなかで患者さんは癒やされていくんだ」と教えてくれたことが、いまでも心に残っています。西丸四方の著書の該当部分をここに紹介します。

　「いったい何が精神療法に効くのかといえば、それは関与 Teilnahme、Participation であって、それがいかなる形のものであっても構わない。Teilnehmen、pars ＋ capere (partem capere=to take part) することがかんじんなのである。」引用：近藤廉治編（1991）：西丸四方の本1　精神科の臨床から．みすず書房，p152

　死にたいほどつらくなっている妊産婦を支えるうえで、技術や〈何とかプログラム〉を習得する必要などなく、シンプルに親子保健関係者が一生懸命に向き合い、その苦しみや悩みに共感して傾聴することが何よりも大切だと思います。それによって妊産婦が心を開いて関係性が構築され、一緒に今ある問題を解決するためのよりよい方向が見えてくると考えられます。

第4章

地域親子保健での対応③「つなぐ」

1. ケースマネジメント
2. 他機関との連携
3. 乳幼児健診や小児科医療で留意すべきこと
4. 多機関連携と当事者（本人・家族）の同意
5. 当事者（本人・家族）への情報提供

1. ケースマネジメント

1) ケースマネジメントとは

Point ケースマネジメントは、心理教育、精神科受療促進、心理社会的問題の解決に向けた情報提供と社会資源の導入などを行う複合的な介入です[1,2]。当事者の個別性にあわせて行われます。心理社会的なアセスメントを実施したあと、それをふまえてケースマネジメントを継続することで、自殺のハイリスク者である自殺未遂者の自殺再企図や自傷行為が一定期間抑止されることが科学的に実証されています[3,4]。妊産婦の自殺を防止していくには、ケースマネジメント手法を周産期の親子保健の日常業務のなかにルーチンに取り入れていくことが有益であると考えられます[5]。

　周産期に自殺念慮をもつ妊産婦に対するケースマネジメントして、次のようなものが考えられます。

- 心理社会的問題の解決に向けた情報提供
- 精神科医療機関・保健機関への紹介
- 心理教育
- 社会資源の導入
- 定期的なフォローアップとモニタリング

　自殺念慮をもつ妊産婦のサポートにおいては、一方的な支援の押しつけでは本人や家族の解決になりません。本人・家族とともにどのようなことが問題かを一緒に考え、それについてどのような解決法があるか、どのようなリソースを使えるかを考えるとよいでしょう。一緒に考える際に、本人・家族のニーズをしっかりと把握し、本人・家族の立場になって考えていくことが重要になります。一方で、本人のニーズとは別に、時として児の安全確保が必要性となる場合もあります。児の安全にも留意することは、一般の精神保健におけるケースマネジメントと異なる親子保健の特徴ともいえるところでしょう。本人を中心として家族全体を考え、必要なことは何かを一緒に考えていくことが大切です。

　また、NICEのガイドライン[6]では、自傷や自殺のリスクのある妊産婦に対し、

- ソーシャルサポートがあるかを見極めること
- リスクのレベルに応じたサポートを調整すること
- 関係するすべての職種に連絡すること
- 本人、パートナー、家族、親に対して、もし症状が悪化したときに助けを求めるように伝えること

が推奨されています。

2) ケースマネジメントの展開

(1)医療機関での対応［図4-1］

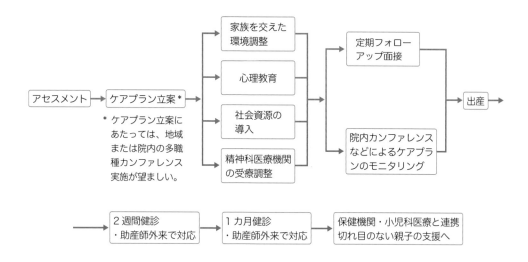

[図4-1] **妊娠期から育児期までの切れ目のない支援のための医療機関における対応例**

　医療機関で周産期に自殺念慮をもつ妊産婦に出会うシチュエーションとして、

①妊娠中の問診でEPDSを実施し、質問10の結果から自殺念慮が明らかになる

②妊娠中の入院中に自殺念慮を訴える

③妊娠中の問診で自殺念慮の訴えがある

④産後に自殺念慮を訴える

⑤産後の健診でEPDSを実施し、質問10の結果から自殺念慮が明らかになる

などのパターンがあります。

　いずれもまず「死にたいほどつらい気持ちになっている」ことに共感し、つらい気持ちを傾聴し、関係性を構築することと、精神状態をアセスメントすることが重要です。アセスメントにおいては、緊急度、育児・家庭環境、児の安全性確保に留意しつつ、適宜、医療・保健・福祉の多職種で連携して対応します。このような対応の仕方については、日本周産期メンタルヘルス学会編集「周産期メンタルヘルス コンセンサスガイド2017」のクリニカルクエスチョン5[7]にも述べられているので参照されるとよいでしょう。

　妊娠中・出産後で、フローチャートの対応の仕方はほぼ同じですが、一部大きく異なるところがあります。それは、緊急性がある場合の入院先が妊娠中・出産後で異なることです。妊婦の精神科入院治療は、産科的管理も必要なため、総合病院精神科が望ましいと考えられます。一方で、産後の精神科入院治療は、産科的管理が必要でなければ精神科の単

科病院でも可能です。地域の総合病院精神科病床のリソースは限られているため、妊産婦の入院適用については適切なトリアージが必要となります。

　また、上記の①から⑤のようなケースがあった場合に、院内諸部署との連携対応が必要になります。産科の単科病院であれば、産科医・助産師・看護師と、総合病院であれば、それに加えて、医療ソーシャルワーカー、小児科医、精神科医などとの定期的なカンファレンスを開いて対応を協議するとよいでしょう。

（2）保健機関での対応〔図4-2〕

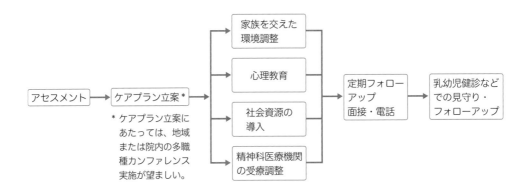

[図4-2]　妊娠期から育児期までの切れ目のない支援のための保健機関における対応例

　保健機関で周産期に自殺念慮をもつ妊産婦に出会うシチュエーションとして、
　①妊娠期面接でEPDSを実施し、質問10の結果から自殺念慮が明らかになる
　②産後の赤ちゃん訪問でEPDSを実施し、質問10の結果から自殺念慮が明らかになる
などのパターンがあります。

　前述した医療機関での対応と同様に、緊急度／育児・家庭環境／児の安全性確保に留意しつつ対応するとよいと考えられます。

　救急医療を起点とした自殺未遂者への支援に関する系統的レビュー・メタ解析では、積極的なコンタクトとその後のフォローアップ介入が、その後の自殺の再企図を防止する可能性があることが強く示唆されています[8]。「死にたいほどつらいときに自分をわかってくれる人がいて、その人が積極的に何度もコンタクトしてくれる」ということが自殺予防につながっていると考えられます。親子保健領域でいえば、医療機関における助産師・看護師・産科医による定期面接、保健機関における保健師による定期面接・電話面接などによるコンタクトとフォローアップ介入などが該当するでしょう。自殺念慮のある妊産婦に気づき、積極的なコンタクトをとり、その後しっかりとサポートしてフォローアップすることが、産婦自殺・母子心中の発生予防に効果をもちうると考えられます。

2. 他機関との連携

 Point 自殺念慮のある妊産婦への対応においては、医療・保健・福祉の連携が重要です。その際に、緊急度／育児・家庭環境／児の安全性確保に留意するとよいでしょう。

　妊産婦に自殺念慮がある場合、医療・保健・福祉などの多機関・多職種で、その親子を支える必要性があります。

　いま目の前にいる精神的に不調の母親への対応がどれくらい緊急性があるかによって、多職種で連携する方法が異なります。多職種連携を難しくする大きな原因のひとつとして、「どのような状況で、どのようなタイミングで、どの職種と連携すればよいのか」の認識が職種によって違うことがあげられます。

　図4-3と図4-4は、厚生労働科学研究事業の研究班で作成した対応チャートです[9、10]。

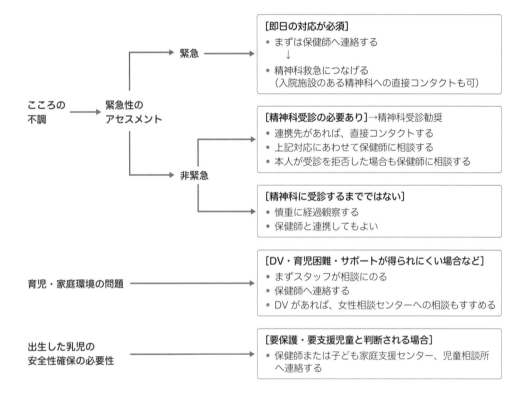

[図4-3]　分娩施設における連携の対応チャート
立花良之(2016)：母親のメンタルヘルスサポートハンドブック　気づいて・つないで・支える多職種地域連携. 医歯薬出版. より

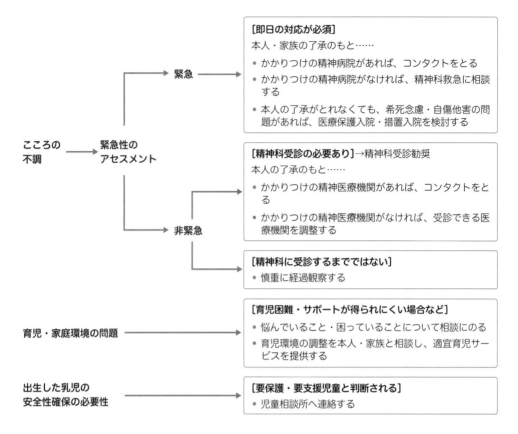

こころの
不調 → 緊急性の
アセスメント

緊急 →

[即日の対応が必須]
本人・家族の了承のもと……
- かかりつけの精神病院があれば、コンタクトをとる
- かかりつけの精神病院がなければ、精神科救急に相談する
- 本人の了承がとれなくても、希死念慮・自傷他害の問題があれば、医療保護入院・措置入院を検討する

非緊急 →

[精神科受診の必要あり]→精神科受診勧奨
本人の了承のもと……
- かかりつけの精神医療機関があれば、コンタクトをとる
- かかりつけの精神医療機関がなければ、受診できる医療機関を調整する

[精神科に受診するまでではない]
- 慎重に経過観察する

育児・家庭環境の問題 →

[育児困難・サポートが得られにくい場合など]
- 悩んでいること・困っていることについて相談にのる
- 育児環境の調整を本人・家族と相談し、適宜育児サービスを提供する

出生した乳児の
安全性確保の必要性 →

[要保護・要支援児童と判断される]
- 児童相談所へ連絡する

[図4-4] 保健師による連携の対応チャート
立花良之(2016):母親のメンタルヘルスサポートハンドブック　気づいて・つないで・支える多職種地域連携. 医歯薬出版. より

1）緊急の場合

　とくに緊急性を要するのは、次の3つの場合です。
　①自殺念慮があり、本人がその気持ちを自分で抑えることができない
　②神病症状（幻覚・妄想など）が急に出現または悪化した
　③自分や周りの家族・他人を傷つけてしまう危険性がある
　緊急対応が必要な場合、日ごろから紹介している精神科医療機関があれば、そこに紹介するとよいでしょう。そのような紹介先がない場合は、地域の精神科救急に相談することになります。
　スムーズな地域連携のために、自治体と産科・精神科医療機関など関係機関が話し合い、メンタルヘルス不調で緊急を要する妊産婦への自地域における対応方針をあらかじめ決めておくことが望ましいでしょう。

2) 非緊急、かつ、精神科受診の必要がある場合

　精神症状はあるものの精神科医の専門治療を受けずに自施設で経過観察してよいかを判断するうえで、いまの精神症状が本人・家族（生まれた児を含め）の日常生活にどの程度支障をきたしているかを考えるとよいでしょう。日常生活に支障をきたすほどの病的な精神症状があれば精神科治療を受ける必要があります。

3) 非緊急、かつ、精神科受診までは必要ない場合

　緊急対応が必要性ないようなメンタルヘルス不調が産後にあった場合、たとえば2週間後の母乳外来の予約を入れたり、産科の1カ月健診時などに精神状態のアセスメントをしたりするとよいでしょう。

4) 育児・家庭環境に問題がある場合、出生児の安全確保が必要な場合

　対応チャートの下の2つは子どもや家族に関するものです。周産期のメンタルヘルスケアでは、母親本人のみならず、児についてもアセスメントし、対応することが必要となります。育児・家庭環境に問題がある場合は、本人が困っていることの相談に乗りつつ、環境調整やソーシャルサポートのマネジメントに努めます。子どもの安全が懸念される場合は、児童福祉と連携をとる必要があります。

3. 乳幼児健診や小児科医療で留意すべきこと

 多くの場合、産科医療による産褥婦のフォローアップは産後1カ月で終了します。その後、親子にかかわる乳幼児健診や小児科医療の場で、子どものみならず、母親のメンタルヘルスにも留意して対応することが重要です。乳幼児健診や小児科医療の現場でとくに見逃してはいけない母親の精神症状として、うつ状態と幻覚妄想状態があります。

　現行の産科医療においては、産褥婦のフォローアップを産後1カ月で終了する施設がほとんどです。親子保健においてその後の親子のフォローアップに重要な役割を果たすのが乳幼児健診と小児科医療です。健やか親子21（第2次）でも基盤課題として設定されている「切れ目ない妊産婦・乳幼児の保健対策」でも、乳幼児健診や小児科医療においても、母親のメンタルヘルスに留意した対応が必要であることが指摘されています。

乳幼児健診や小児科医療の現場でとくに見逃してはいけない母親の精神症状として、うつ状態と幻覚妄想状態があります[7]。母親のうつ状態が産後にあれば、産後うつ病が疑われます（他には、周産期では独立したうつ病や双極性障害の可能性もある）。また、幻覚妄想状態があれば、産褥精神病や統合失調症が疑われます。いずれの疾患も重症化すれば、母親や子どもの命にかかわる危険性もあるので、このようなケースは早期発見・早期介入が重要です。

　図4-5に小児科医療におけるメンタルヘルス不調の母親への対応チャートを示しました。母親のメンタルヘルス不調は養育不全や虐待のリスクにもつながります[8-10]。小児科医療において養育不全や児童虐待のリスクがある場合は、保健機関・児童福祉機関と連携した対応が必要です。

　他機関との連携の際に使用できる書類を、院内で事前に用意しておくと連携がスムーズになるかもしれません。図4-6と図4-7は、日本周産期メンタルヘルス学会の「周産期メンタルヘルスコンセンサスガイド2017」に掲載されている連絡票です。

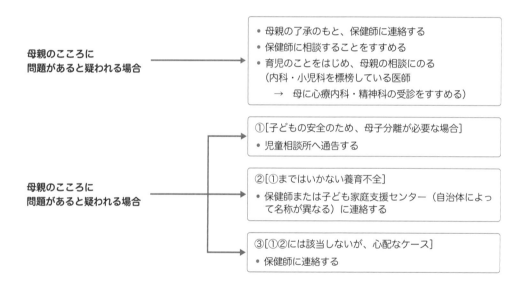

[図4-5]　小児科医療における対応チャート

立花良之（2013）：メンタルヘルス不調の母親の支援のゲートキーパーとしての小児科医の役割.日本小児科医会会報，50：142-5.

母子連絡票

患者氏名 _____ 歳　　記載日　　年　　月

妊娠　　週　　日 / 出産日　　月　　日

基本情報・家族構成	
現住所	
帰省先	（　　　　　　　　様方）
連絡先	
既往歴	
妊娠中の経過	
産後の経過	
児の状況	
連絡したい事項	
同意の有無	・有　この情報提供については本人・家族の同意を得ています。 ・無　理由（　　　　　　　　　　　　　　　　　）

経過報告を希望します　　　　　　経過報告を希望しません

○○○○○○○○○病院　（電話：○○○○○○○○）

○○○○病棟　看護師長　○○○○

産婦人科外来（助産師・看護師）○○○○

（長野県立須坂病院産婦人科病棟作成）

［図4-6］　保健機関への母子連絡票
日本周産期メンタルヘルス学会：周産期メンタルヘルスコンセンサスガイド2017. 資料6-2. 長野県立須坂病院産婦人科病棟作成.

児童虐待・胎児虐待（防止）連絡票

○○年○○月○○日

○○県○○○○○○児童相談所長（または、子ども家庭支援センター所長）殿

児童福祉法第25条にもとづき、次の通り通告いたします。

児童（胎児虐待の場合は、記載せず）

氏名： ○○○○　　　　　性別： 男 or 女

生年月日： 平成○○年○○月○○日（○歳○ヵ月）

住所： ○○○○○○○○○○○○○○○○○

保護者　　母： ○○○○

家族構成

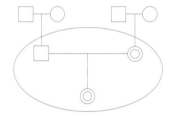

診断名　　○○○○○○○○

通告理由　（例）母の精神状態が不安定で、本人は「このままだと、子どもを殺してしまいそう」との訴えがある。父は仕事で日中家を不在にし、父方祖母と母方祖母はともに夫の介護のためサポートが難しく、他に児を保護する家族がいない。母は、精神科医療機関への入院を拒否し、父も母の入院に同意しない。現状では児の安全・福祉が脅かされ、保護が必要であると考えられる。

通告者　　○○病院　院長○○○○

○○県○○○○○○○○○○　　TEL： ○○○○

備考

[図4-7]　童虐待・胎児虐待が疑われる際の児童相談所への連絡シート

日本周産期メンタルヘルス学会：周産期メンタルヘルスコンセンサスガイド2017. 資料6-5.

4. 多機関連携と当事者(本人・家族)の同意

Point 他機関と連携してサポートする際には、他機関へ紹介することについて当事者（本人・家族）へ丁寧に説明し、同意を得ることがとても重要です。ここでは、日本周産期メンタルヘルス学会の「周産期メンタルヘルスコンセンサスガイド」で推奨されている同意取得のプロセスに沿って説明します[11]。

1) 本人への説明と同意

(1)自治体保健師へ紹介する場合

ハイリスクの母親に対しては、健康のこと、こころのこと、育児のことなど、母子のいろいろな相談に自治体保健師が対応してくれることを説明し、本人の同意のもと、自治体保健師に連絡します。

(2)精神科医療機関へ紹介する場合

精神科での対応が必要と考えられ、精神科医療機関へ紹介する場合は、本人の同意のもと診療情報提供書を書くことになります。必要な精神科の受診や治療を本人が拒否する場合、自施設でもさらに注意深くフォローアップしていく必要があります。また、本人の同意が得られず、かつ、医療保護入院か措置入院が必要と考えられる場合は、家族に治療の必要性を説明し、対処法を一緒に考えます。

2) 本人が自治体保健師への紹介に同意しない場合

基本的に最大限、本人の同意を得たうえで自治体保健師に連絡をするのが望ましいですが、本人や家族が同意しないこともありえます。自特定妊婦であったり、児の安全保護にかかわったりするような場合は、自施設のみで対応せず自治体に連絡することが、平成28年度の児童福祉法一部改正で医療機関の努力義務となっています。

3) 当事者の同意にもとづく多機関連携のプロセス

メンタルヘルス不調の母親やその子どもの支援が支援者側の一方的なものにならないように、本人と子ども・家族を中心に当事者の同意にもとづいて対応します。支援の必要性を母親や家族にも理解してもらい、問題を解決していく方法を一緒に考えることが望まれます。プロセスの一例を示します。

（1）いまある問題を整理・確認する

本人・家族と面談しながら、いま本人や家族がかかえている問題、これから対応する必要のある事項を一緒に整理・確認します。

（2）情報を提供する

利用できる自治体サービス（自治体保健師による相談、産前・産後支援事業、社会福祉協議会による産前産後等援助サービス、地域の子育て支援など）、メンタルヘルスについて提供できるサービス（精神保健福祉相談への紹介、精神科医療機関への紹介など）などを、必要に応じて本人・家族に提供します。

（3）関係機関と連絡をとる旨の同意を得る

（1）と（2）を経ることで、本人・家族にとって、関係機関と連携して支援を受けることへのモチベーションが高まると考えられます。

（4）関係機関への情報の受け渡し

本人・家族の同意を得たあとは、支援に必要な情報を関係機関にできるだけ早期に受け渡します。

（5）モニタリングとその後の対応

情報を受け渡したあと、新たな連携にもとづく支援が有効に機能しているかに注意していきます。うまく機能していないと思われる場合は、何が問題となっているかを確認し、有効な連携のもとに支援するための対応を考えます。たとえば、診療情報提供書を精神科医療機関宛てに書いて本人に渡したとしても、本人が受診せずに支援が途絶えてしまうようなことも起こりえます。こちらの情報提供が先方にしっかりと伝わっているか、連携が機能しているかを確認することは重要です。また、本人の病状や本人・家族の状況が大きく変わることもあります。そのような際には、あらためて本人の同意を得たうえで、連携している他機関とも情報を共有して、他機関連携による支援内容をアップデートしていくとよいでしょう。状況が大きく変わり今後の方針についての議論が必要であれば、関係者のカンファレンスを設定して話し合うことも有益です。

> **4）　説明時の注意点　……当事者の気持ちとニーズに即して**

説明にあたっては、本人・家族と関係機関が協力関係を結んだうえで問題を軽減・解決すること、育児など今後の問題を見据えた支援に取り組むことができるような関係性が大切です。

医療機関から、自治体保健師など他の機関による支援をすすめられた本人・家族は、動揺したり身構えたりするかもしれません。支援の必要性を告げられる本人や家族の気持ちを考えながら説明するとよいでしょう。まず、支援者が共感的で受容的な態度で事実を整理しながら本人・家族と相互理解を図り、それを土台に関係機関との連携を進めていきます。とくに、母親の入院や子どもの保護がかかわる場合などは、一度の説明では理解・了承を得ることは難しいかもしれませんし、家族内でよく話し合って検討する必要もあるでしょう。本人・家族の心情を正しく把握し、現段階でどこまでなら理解してもらえるか、どこまでなら了承してもらえるか、現状の緊急性や危険性はどれくらいかを考えながら、説明の仕方を調整していくことが望まれます。

5. 当事者（本人・家族）への情報提供

 自殺のリスクや精神症状重症化のリスクのある妊産婦やその家族には、緊急連絡先を早い段階で知らせておくことで、後のさまざまなトラブルの予防につながります。

　自殺や精神症状重症化のリスクのある妊産婦やその家族に対しては、SOSの出し方を話し合っておくと、緊急時の介入がスムーズになります。図4-8のようなカードを用意しておき、本人や家族に渡しておくのもよいでしょう。

つらくて気持ちが追い詰められてしまうようなとき……

下記（緊急連絡先）へご連絡ください。

［平日日中］
　　　（通院中であれば）かかりつけの精神科医療機関
　　または、保健センター　TEL：○○-○○○○-○○○○
［夜間・休日］
　　精神科救急医療情報センター　TEL：○○-○○○○-○○○○

ご不明な点、お困りのことがありましたら、下記へご連絡ください。
　□□□□□□□□　TEL：○○-○○○○-○○○○
（※カードを渡す医療機関・保健機関の連絡先）

［図4-8］　医療機関用のお知らせカードの例

周産期における連絡先は、平日日中と平日夜間・休日で異なります。

平日日中であれば、かかりつけの精神科医療機関に連絡してもらいます。かかりつけがない場合や通院中でない場合は、かかわっている自治体保健師が連絡を受ける窓口になるとよいでしょう。平日夜間・休日は、地域の精神科救急センターに連絡してもらうこととなります（p129、第7章も参照）。地域の精神科救急情報センターの案内はインターネットにも掲載されています（p24の図3-1に東京都の例、図4-9に長野県の例を紹介します）ので、必要な際には本人・家族にウェブページを見てもらうことをすすめるとよいでしょう。

ケースマネジメントを行う機関がしっかりと情報提供することが大切です。関係機関同士が「他のところがやってくれるから、うちはやらなくてよい」と考えてしまうと、重要な情報が本人・家族に伝えられないままになってしまうことがありえます。そのため、どこの機関が情報提供しているのかをケースマネジメント会議で明確にし、どこも行っていないようであれば、誰がどのように行うのかを話し合って実行するとよいでしょう。

-COLUMN-　地域の医療・保健のリソースについて

　自殺念慮のある妊産婦に対応する精神科医療や、周産期メンタルヘルスケアの医療・保健・福祉の連携体制についてのリソースは地域によって大きく異なります。本書に書いてあるような実践が難しい地域もあるかと思います。たとえ、地域のリソースが乏しくとも、地域の特性に留意してできることをやっていくことが重要と考えられます。

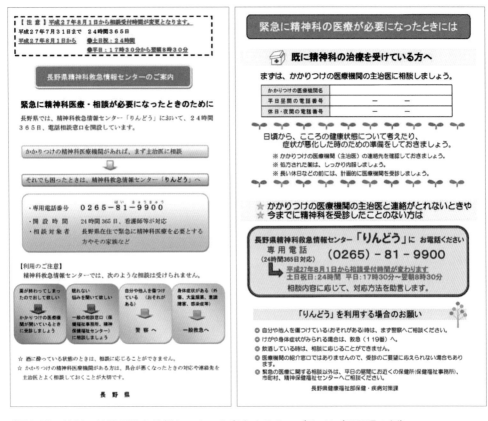

[図4-9] 地域の精神科救急情報センターを案内するウェブサイト（長野県の例）

http://kokokoma-hosp.or.jp/wp-content/uploads/2015/10/sei_cen.pdf

第 5 章

地域での
取り組みの事例

1. 須坂トライアル
2. 長野トライアル

メンタルヘルス不調の母親に気づいて・つないで・支える多職種連携の有効性の実例として、筆者らが携わった長野県須坂市および長野市の地域介入研究のエビデンス[1, 2] を紹介します。

1. 須坂トライアル

1) 須坂トライアルの背景

周産期のメンタルヘルスケアを多職種でどのように連携して行うかについては、英国国立医療技術評価機構（National Institute for Health and Care Excellence；NICE）のガイドライン[3] でも有効性のエビデンスのあるトライアル開発が課題であると述べられており、世界の親子保健において研究開発が望まれている領域です。

平成26年より、厚労科研研究班「うつ病の妊産褥婦に対する医療・保健・福祉の連携・協働による支援体制（周産期G-Pネット）構築の推進に関する研究」（研究代表者　立花良之）の研究事業と須坂市の親子保健事業が協働して行いました[4]。メンタルヘルス不調の妊産婦への対応について、地域での多職種連携のネットワークによる支援体制の整備と有効な地域親子保健システムのエビデンス創出を目指しました。

2) 須坂トライアルの概要

須坂トライアルの地域介入プログラムには3つの特徴があります。
①妊娠届出時にすべての妊婦に対して親子保健コーディネーターが面接を行って、母親との関係性を構築し、また、心理社会的リスクについてアセスメントします
②周産期メンタルヘルスケアに関するクリニカルパスを作成して、地域の親子保健関係者間で共有し、スムーズな多職種連携を行います
③妊娠期面接などで心理社会的リスクありと判断された親子については、定期的に長野県立須坂病院（現　信州医療センター）で地域親子保健に携わる医療・保健・福祉の関係者が一堂に会し、定期的にケース検討会議を行い、「顔の見える連携」を構築します。作成したケアプランを共有し、多職種でフォローアップします

3) 須坂トライアルの展開

保健師が、妊娠届を出したすべての妊婦を対象に面接を行うことで、母親は妊娠初期から地域保健師との関係性を構築できます。その際に、心理社会的リスクアセスメントの質

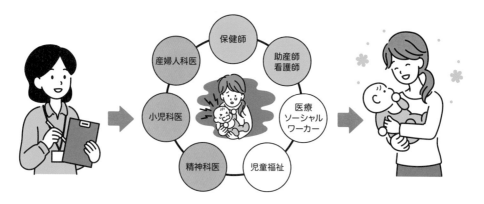

妊娠期にすべての妊婦を
保健師が面接し , 心理社
会的リスクを評価する。

リスクのある母親や家族について
定期的に多職種でケース会議を行い ,
フォローアップする。

地域全体の産婦の
メンタルヘルスが
向上する。

［図5-1］ 須坂トライアルの概要

問票とエジンバラ産後うつ病自己評価票（EPSD）に回答してもらい、その結果をもとに
面接します。ここで「心理社会的リスクあり」と判断された場合は、多職種によるケース
検討会議で報告され、フォローアップされます（図 5-1）。

　ケース検討会議は、須坂市・高山村・小布施町の保健師と、助産師・看護師・産科医・
小児科医・精神科医・医療ソーシャルワーカーなどが１～２カ月に１回、中核病院である
長野県立須坂病院（現　信州医療センター）に集まり、ケースマネジメントとフォロー
アップを検討するものです。報告されたケースについては、精神科医が、精神医学的見立
てを行い、対応の仕方、今後の見通しなどについてアドバイスします。

　地域の中核病院や保健センターがイニシアチブをとって、地域の親子保健関係者が一堂
に会して定期的にケース検討会議を実施することにより、「顔の見える連携」が容易に構
築されると考えられます。妊娠期からの切れ目のない支援につながる多職種連携を構築す
るには、このような地域の親子保健関係者が集まるような会合を設定して、「顔の見える
連携」をつくっていくことが重要と考えられます。

　また、前述した世田谷区の親子保健関係者のアンケート結果からもわかるように、どの
ような場合に、どのタイミングで、どの職種と連携して対応すべきかについて、多職種で
共有して連携をスムーズにすることが重要です。それを可能にするためのクリニカルパス
を作成し、親子保健関係者間で共有しました。筆者らが知りうるかぎり、須坂トライアル
は、多職種連携による妊娠期からの切れ目のない支援について、世界ではじめて効果を実
証した介入研究です。須坂市で展開されている親子保健システムは、他の地域でも親子の
サポートに有効であると考えられます。

　なお、須坂トライアルにおける妊産婦のメンタルヘルスケアの対応方法については、マ
ニュアル化した書籍が刊行されています[5]。

　図5-2のように、産後4カ月でのEPDS合計点数が統計的に有意に低下し、須坂トライアルのプログラムが地域全体の産後の母親のメンタルヘルスを向上させることが明らかとなりました。また、図5-3のように、心理社会的リスクの観点から「気になる親子」として多職種でサポートする親子のケース数が著増し、地域の親子保健サービスを濃密にする効果が示唆されました。

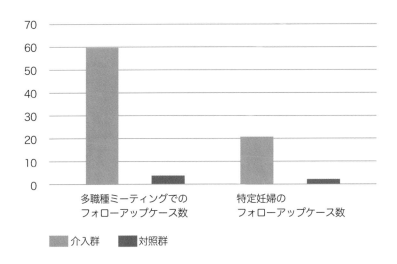

[図5-2]　産後4カ月時のEPDS合計点数

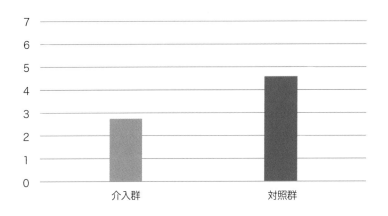

[図5-3]　多職種でサポートする「気になる親子」のケース数

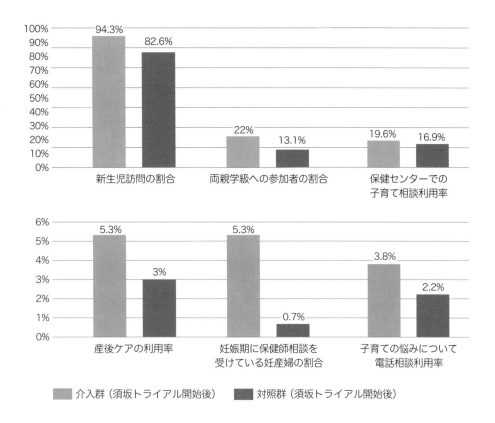

[図5-4]　親子保健サービスの受療率

　さらに、図5-4のように、新生児訪問を実施できた家庭の割合、両親学級への参加者の割合、保健センターでの子育て相談の利用率、産後ケアの利用率、妊娠期に保健師相談を受けている妊産婦の割合、子育ての悩みについての電話相談の利用率がいずれも向上しました。

　これらのことから、須坂トライアルが親子と保健センターとのつながりをより深くし、親子保健サービスの利用率を向上する効果があることが示されました。

　妊娠届出時にすべての妊婦に対して親子保健コーディネーター（須坂市では保健師）が面接を行うことにより、保健師と母親との間に関係性が構築され、その後の親子のサポートに良い影響を及ぼしていると考えられます。また、親子保健関係者が一堂に会してケース検討を行うことにより、地域の連携がスムーズに展開されています。このように、親子保健関係者の〝顔の見える〟連携体制を推進するような定期会合が地域の親子保健システムのなかに組み込まれるとよいと考えられます。

2. 長野トライアル

1) 長野トライアルの背景

　妊産婦の自殺予防の必要性については数多くの報告がありますが、有効な介入プログラムのエビデンスは、平成28年度の時点では皆無といってよい状況でした。そこで、厚生労働省の研究班と長野市保健所が協働して、妊産婦の自殺予防に有効な介入プログラムを開発し、効果を検証することになりました。

2) 長野トライアルの概要

　長野トライアルの地域介入プログラムは、須坂モデルの介入プログラムをベースにしました。
- 周産期メンタルヘルスケアに関するクリニカルパスを作成して、地域の親子保健関係者間で共有し、スムーズな多職種連携を行います
- 妊娠期面接などで心理社会的リスクありと判断された親子については、長野県立須坂病院（現　信州医療センター）に地域親子保健に携わる医療・保健・福祉の関係者が一堂に会する定期的なケース検討会議にて作成したケアプランを共有し、"顔の見える連携"のもと、多職種でフォローアップします

　このように、多職種で母子をフォローアップする体制については須坂市の介入プログラムと同じでしたが、須坂トライアルとひとつ大きく異なるのが、自殺念慮のある妊産婦への対応でした。

3) 長野トライアルの展開

　新生児訪問時に保健師がEPDSを用いてメンタルヘルスをスクリーニングします。EPDSの質問10の結果を参考に自殺念慮・自傷をしたくなる気持ちについて確認し、そのような気持ちが強ければ介入を行うということとしました。自殺念慮が疑われたら、どの程度の強さかを確認し、危機対応と心理社会的評価を行い、医療・保健・福祉が連携したケースマネジメント介入を行います。

（1）危機対応と心理社会的評価
　危機対応についてはTALKの原則（p56参照）をもとに、死にたくなるほどつらい気持ちに共感・傾聴し、あわせて「こころサポートシート」（p16参照）を使ってフォーミュ

レーションを行い、系統的に家族の心理社会的評価を行いました。

　その結果、図5-5に示すとおり、産後3～4カ月のEPDSにおける質問10の点数が有意に低下しました。

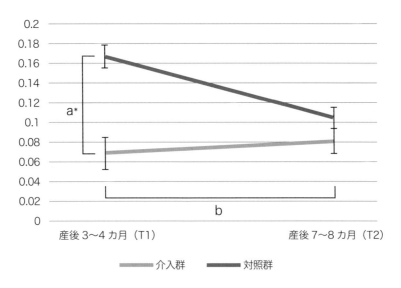

[図5-5]　産後3～4カ月、7～8カ月におけるEPDS質問10の結果

（2）心理的危機介入

　TALKの原則にしたがって心理的危機介入を行いました。さらに、自殺のリスク因子と保護因子に留意したかかわりを行いました。

（3）ケースマネジメント（p28参照）

　まず、心理社会的評価にもとづいた心理教育とサポートについてのプランニングを行いました。また、必要があると判断された場合は精神科医療機関へ紹介しました。そして、産後のサポートなどの社会資源を利用可能であれば導入しました。さらに、訪問面接や電話面接などによって定期的にフォローアップし、状態をモニタリングしました。

　図5-5は、このような介入を行う前（事業開始前：対照群）と行ったあと（事業開始後：介入群）の2群における、3～4カ月児健診時と7～8カ月児健診時のEPDS質問10の結果です。介入群のほうが3～4カ月児健診の時点で対照群に比べて統計的に有意にEPDS質問10の点数が低いという結果が導き出されました（a*）。このことから、新生児訪問時にEPDSの質問10に留意して自殺念慮についてアセスメントし、自殺念慮のある妊産婦には心理的危機介入やケースマネジメント介入を行うことが、産後の母親の自殺念慮を軽快させ、自殺予防に有効であることが示唆されました。

　7～8カ月児健診時には、介入群と対照群でEPDS質問10の点数に統計的な有意差を認めませんでした。また、産後3～4カ月時の質問10の介入群と対照群での統計的有意

差がT1 〜 T2で維持されていませんでした（b）。3 〜 4カ月時は妊産婦自殺が一番多い時期であることが、東京都の調査からわかっています。それに比べて、7 〜 8カ月時には自殺件数は少なくなります。長野トライアルの結果は、新生児訪問時の介入効果が、妊産婦自殺の一番多い産後3 〜 4カ月時に出ていることを示していますが、それは、産後7 〜 8カ月時にはそもそも自殺のリスクが下がるために差が出なかったのかもしれませんし、また、介入効果が持続しなかったためかもしれません。この点については、さらなる研究が必要と考えられます。

　EPDSの合計点は、3 〜 4カ月児健診時（c**）、7 〜 8カ月児健診時（d*）ともに、対照群に比べて介入群が統計的に有意に低いという結果になりました（図5-6）。また、産後3 〜 4カ月時の介入群と対照群での統計的有意差がT1 〜 T2で維持されていました（e*）。このことから、新生児訪問時に心理社会的リスクをアセスメントし、長野トライアルのような心理社会的介入を行うことで、産後の母親のメンタルヘルスが産後の長期間にわたって向上することが示唆されました。

　須坂トライアルと長野トライアルの一番の違いは、自殺念慮のリスクをアセスメントして、その後の対応をしたかどうかです（補足ですが、長野トライアルの知見から、現在では須坂市の保健師の方々も、自殺念慮のアセスメントに留意して、母親たちにかかわっています）。

　須坂トライアルでは、産後の母親のメンタルヘルスは改善したものの、産後3 〜 4カ月児健診時のEPDSの質問10の点数において、介入群と対照群の間に統計的な有意差はありませんでした。須坂トライアルと長野トライアルの比較から、自殺念慮のアセスメントとその介入は、産後の自殺予防に有効であり、妊産婦のケアにルーチンに含めるべきであると考えられます。

-COLUMN- 　関係者の法的責任について

　自殺事例では、関係者の責任が裁判で問われることがあります。自殺を予見することは、精神科医でも困難です。一方で、自殺企図歴は自殺の非常に大きなリスク因子です。自殺企図歴のある妊産婦については、企図歴のない妊産婦以上に自殺の危険性に留意して慎重に対応する必要があります。一般に、自殺事例の裁判では、自殺企図歴がある人が自殺に至ってしまった場合、その自殺企図の既往を把握し、留意して対応していたかどうかが関係者の責任の判断材料にされます。

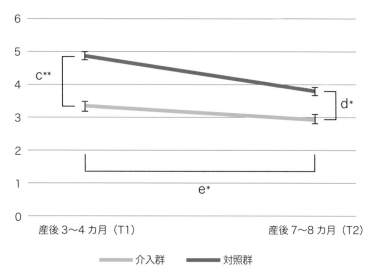

［図5-6］　産後3 〜 4カ月、7 〜 8カ月におけるEPDS合計点数の結果

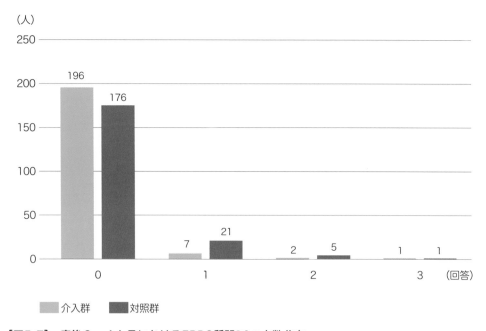

［図5-7］　産後3 〜 4 カ月におけるEPDS質問10の点数分布

-COLUMN- 精神症状の確認の仕方

　睡眠・食事は健康に不可欠の要素でありますが、心の健康にも非常に深く関係します。

　心の不調があるときには不眠や食欲低下が起こりやすく、精神状態を評価する際には、睡眠・食事について聞くことはとても有益です。また、自殺念慮が疑われる場合でも、自殺念慮のことを直接には聞きづらいこともあるかと思います。睡眠や食欲などから困っていること・つらいことについての話題をひろげていくと、自殺念慮の質問にスムーズにつなげられるかもしれません[6]。

　たとえば、次のように質問するとよいでしょう。

「夜眠れなくてつらいことはありますか？」

　周産期には、授乳など児の世話で不眠になることもあります。不眠が病的なものかどうかを確認するには、EPDSの質問7のようなことを聞くとよいでしょう。

「つらい気持ちでいろいろなことを考えて、眠れないことはありましたか？」

　ここで「はい」と答えるようであれば、うつの2大症状（持続する抑うつ気分、持続する興味または喜びの消失）について質問するとよいでしょう。

「眠れた感じがしていなくて、何かをやろうという気持ちが起きなかったり、何をやっても楽しいと思えなかったりするようなことはありませんか？」

　ここで「はい」と答えるようであれば、持続する興味または喜びの喪失があると考えられます。

　あわせて、「一日中気持ちが沈んでいることはありますか？」「それはどれくらい続いていますか？」と質問することで、持続する抑うつ気分を確認できます。

　一日のうちの一部の時間だけのメンタル不調（たとえば、朝は調子が悪かったが、昼からは元気に過ごせていた）であれば、うつ状態の可能性は低いです。うつ病のときは、一日中憂うつな気持ちに沈んでいて、さらに、それが一定期間持続持します。

「食欲はどうですか？」「ご飯はおいしく食べられていますか？」などの食欲の話題から、うつ病の症状である、持続する興味または喜びの喪失について確認していくこともできます。

第 **6** 章

事例検討

症例1	妊娠期からの統合失調症が増悪したAさん
症例2	苦しい状況を表出できず、周りに気づかれていないBさん
症例3	退院後に、精神的不調から精神病症状を発症したCさん
症例4	子どもの病気によって、産後に精神病症状が出現したDさん
症例5	産後うつになった、慢性的に自殺企図のあるEさん
症例6	紹介した精神科治療が中断していたFさん
症例7	家族が24時間見守りをすると主張したGさん
症例8	無治療だった統合失調症が悪化して、産褥精神病になったHさん
症例9	精神科治療の中断など、医療機関での情報共有が不十分だったIさん
症例10	児の死亡などストレスが重なり、産褥精神病を発症したJさん

本章では、これまで述べてきた妊産婦自殺・母子心中予防の手立てを、実際の現場でどのように活用するかについて、事例をもとに検討します。

　第2章、第3章、第4章は、「気づく」「支える」「つなぐ」という順番になっていますが、必ずしも「気づく」→「支える」→「つなぐ」という順番にはなりません。実際の現場では、「支える」なかで「気づく」こともありますし、「気づく」と「支える」がひとつの対応のなかで同時に行われることもあります。本章の事例でも、症例によって「気づく」「支える」「つなぐ」の位置づけが異なっています。

　なお、本章の事例はすべて架空のものであり、実在する患者さまやそのご家族、および医療・保健・福祉機関関係者とは一切関係ありません。

妊娠期からの統合失調症が増悪したAさん

　Aさんは中高一貫校に入学し、中学生までは優等生で過ごしました。中学校2年生の頃から、「自分の体臭を周りの人から嫌がられているのでは何か」と気になるようになり、教室で他の人の笑い声が聞こえると、自分の体臭のことをうわさされていると思うようになりました。近医の心療内科を受診したところ、自己臭妄想の疑いと診断されました。オランザピンを処方されるも、本人・両親は向精神薬の内服への強い抵抗感から内服せず、通院は中断しました。学校に通えなくなり高校には内部進学せず、通信制高校に入学しました。進学後も自己臭妄想が続きました。16歳のときに別のP病院精神科を受診したところ、統合失調症と診断され、アリピプラゾールが処方されました。内服開始後に月経が不順になったことから内服をやめ、通院も自己中断となりました。

　通信制高校を卒業後はアルバイトを始めたものの、長続きせず、職を転々としていました。23歳のときにアルバイト先で知り合った男性と交際し、結婚しました。妊娠によりQ病院産科に通院。産科の問診票にある「精神科・心療内科で治療を受けたことがありますか？」の質問には「いいえ」と回答していました。

　妊娠中や産後3日まで、看護師はAさんの精神的な問題に気づきませんでした。産後4日、児の衣服をベッド上に並べ、宙を見て放心状態のAさんを看護師が見つけました。表情が硬いため、看護師が授乳などで疲れていないかと問うと、「みんなが私の悪口を言っているのが本当につらいです。私には全部わかっているのです。私は何もしていないのに」と涙を流しながら話しました。看護師が話を聞くと、Aさんは「一昨日の晩、悪口が聞こえてきて一睡もできず、昨晩も悪口が聞こえてくるので眠れなかった」と訴えました。

 気づく

　看護師は、産後の急激な被害妄想・幻聴症状の出現に、産褥精神病の可能性があり、即日可及的に対応しなければいけない状態であると判断しました。

 支える

看護師が「支える」
看護師は、幻聴・被害妄想が産褥精神病によるものではないかと考えました。精神病症

状があり、「本当につらいです」と語り、精神的に追い詰められている様子から、Aさんには自殺念慮もあるかもしれないと思いました。また、「みんなが私の悪口を言っている」という発言は、幻聴・被害妄想にもとづくものであり、「そんなことありませんよ」「誰も悪口など言っていませんよ」など伝えると、本人は、「自分のつらさをわかってもらえない」、あるいは「この人はうそをついている」などと思われてしまうかもしれないと考えました。看護師は、幻聴・被害妄想について判断や批判をせずに、まずは本人のつらい気持ちを受けとめて傾聴しました。そして、TALKの原則にしたがい、tell（誠実な態度で話しかける）、ask（自殺についてはっきりとたずねる）、listen（相手の訴えに傾聴する）、keep safe（安全を確保する）で対応しようと考えました。

　看護師は、「それくらいつらいのですね。こういう気持ちになってしまうのは産後だからかもしれません。私たちみんなでAさんが早く良くなるようにサポートしたいです」と伝えました（TALKの原則のtell）。

　さらに、自傷・他害のリスクがないかをアセスメントしました。「そのように悪口が聞こえてきて、つらくてしようがないことがありますか」とたずねたところ（TALKの原則のask）。Aさんは「はい」と答えました。さらに看護師は、つらい気持ちで自殺念慮が生じていないかを確認するため、「つらくて死にたくなるほど気持ちが追いつめられることがありますか」とたずねました。すると、Aさんは「はい、死にたいです」と答えました。

　自殺念慮が聞かれたため、看護師は、子どもに対する他害のリスクについてもアセスメントしました。児への愛着はしっかりとあるようでしたが、精神的に追い詰められて、児に向き合う余裕がなくなっているようでした。看護師は、「赤ちゃんのお世話がつらくなることはないですか」と聞きました。Aさんは、「悪口がつらくて、そういうときに赤ちゃんに泣かれるとどうしてよいかわからなくなって、パニックになってしまうのです」と答えました。Aさんのそのようなつらい気持ちに看護師は、「そういうふうに悪口を言う声が聞こえてきて、赤ちゃんにも泣かれたら、八方ふさがりの気持ちになるのも無理はないですね」と共感し、Aさんのつらい気持ちを傾聴しました（TALKの原則のlisten）。

　看護師は、Aさんに精神症状と自殺念慮があり、児に向き合うことも時に非常につらくなっているため、母子2人きりにするのは危険と考えました。看護師は、Aさんにしっかりと休んでもらえるよう、児をナースステーションで預かることを提案し（TALKの原則のkeep safe）、Aさんは同意しました。

　精神科医にも往診してもらい、安全の確保について一緒に協議することにしました（TALKの原則のkeep safe）。Aさんには「そのように神経が過敏になって悪口が聞こえたりすることは産後にありうる症状です。専門の先生に診てもらって相談すると、きっと早く良くなると思いますよ」と、精神科の受診をすすめました。本人も「つらくてしようがないので、早く良くなりたいです。診てもらいたいです」と話しました。看護師からの連絡ののち、精神科医が即座に病棟に往診しました。

精神科医が「支える」

精神科医は、Aさんが、みんなが悪口を言っていることを、いま一番苦しく感じていることを聴き取り、そのつらさに共感しました。また、数日間、睡眠不足で心身ともに疲弊していることによるつらさを取りあげました。そして、産後、ホルモンバランスの乱れや睡眠不足、赤ちゃんのお世話による疲弊、体調の悪さなどが重なって、一過性に急激に神経が過敏になることが起こりうることを説明しました。

Aさんは、まさに自分がそのような状態にあると納得しました。神経の過敏さを和らげる薬を飲み、夜はしっかり休む必要があることを説明したところ、内服に同意しました。精神科医もTALKの原則に沿って面接し、Aさんは、死にたい気持ちについて「自分でしっかりと我慢できます」と話しました。そして、死にたいくらい気持ちが追い込まれることは一過性で、これから治療を受けてしっかりと休養をとれば良くなることを伝え、もし死にたくなる気持ちが強くなったら、必ず担当医や病棟スタッフに伝えてもらうことを約束しました。また、早くお母さんが良くなることはお子さんや家族にとっても大切なので、いまは赤ちゃんのお世話に無理をすることなく、実母や夫に任せたり公共サービスを利用したりして、休養に専念したほうがよいと伝えました。

診察によって、Aさんは統合失調症がベースにあり、産後に産褥精神病を発症したと考えられました。産褥精神病には抗精神病薬による薬物療法を行う必要がありました。自殺念慮はあるものの自制できており、精神科病棟へ入院することなく、産科病棟で管理できると考えられました。また、精神病症状の悪化につながっている不眠を改善する必要があり、抗精神病薬で改善するかを経過観察することになりました。いまは精神症状により育児に支障がありますが、子どもへの愛着は良好で、症状が落ち着けば育児をする余裕が出てくることが期待できました。しかし、統合失調症を無治療で経過していたことから陰性症状として認知機能低下があり、育児困難が顕在化してくる可能性もありました。

自宅に戻ってからは、実母が平日日中のサポートを、夫が平日夜間や休日のサポートをできる状況にありました。Aさんと家族は精神疾患へのスティグマが強く、治療の必要性や療養について十分な心理教育が必要であるため、精神科医は次のように説明しました。「産後のホルモンバランスの乱れや心身の疲弊などから神経過敏になっている〝産褥精神病〟という状態です。こういうときは、精神的に追いつめられて、死にたくなってしまうこともあります。治療を自分でやめたり、不眠が続いたりすると、症状が悪化します。まずはしっかりと治療を受け、薬を飲むことで、神経の過敏さを和らげましょう。この時期に休養に専念することで回復が早まりますから、退院後、自宅での家事や育児は実母・夫に任せましょう」

さらに、もし自殺念慮が強まったときには、まずは病院に連絡してもらうこととし、あわせて、休日・夜間の精神科ホットラインの連絡先も伝えました。また、家族をサポートする社会資源をソーシャルワーカーから説明してもらうこととしました。

退院時までに行うべきこととして、Aさんにかかわる精神科医やスタッフは下記のことに留意しました。

- 入院中の自殺リスクアセスメント
  ……精神科医より抗精神病薬のリスペリドンが処方され、改善しました
- キーパーソンとの支援体制の確認
- 退院後の精神科治療の方針
- 退院の判断
- ケースマネジメント

退院後の判断のためだけでなく、自宅に帰ってからの地域のサポートのためにも、保健師との相談が望まれました。育児に問題があれば、子ども家庭支援センター（児童家庭支援センターなど地域によって名称が異なります。児童相談所が機能を兼ねていることもあります）などとも連携する必要があります。Aさんは、赤ちゃんに向き合うのがつらいと述べていました。精神症状が安定するまでは、本人が赤ちゃんの世話をするのは難しいと考えられ、また、児の安全の面からも危険性を除外できません。

産科退院後の選択肢として、精神科医療機関への入院も考えられましたが、本人・夫・実母ともに入院に同意しませんでした。夫・実母も入院に同意しなければ医療保護入院が成立しないため、自宅で療養することになりました。本人に休養に専念してもらえるよう、赤ちゃんは義父母宅で預かってもらうこととなりました。

また、本人の了解のもと、入院中に医療ソーシャルワーカーから地域の親子保健担当保健師に連絡しました。保健師は、退院前に病院で本人と面会し、退院後のAさんをサポートすることになりました。

退院後は、夫のいない平日日中は実母がAさんの自宅で毎日一緒に過ごし、夜間・休日は夫がAさんに付き添うこととなりました。

次のページにあるのは、退院前に保健師が病院で面接した際の「こころサポートシート」「周産期の自殺リスク評価票」です。

その後の経過

Q病院精神科外来にてフォローアップしました。薬物療法が奏功し、幻聴・被害妄想は消失し、夜間もよく休めていました。退院後すぐに保健師が自宅を訪問しましたが、保健師の訪問時には、実母が身の回りの世話をし、Aさんは日中横になって休んでいることが

こころのサポートシート

お母さんの名前（　　　A　　　）　子どもの名前（　　○○○○　　）
◎ EPDS＿＿12＿＿点　　　◎ EPDSの質問10＿1＿点
◎精神科既往　　　　（あり）・なし
◎治療状況　　　　　通院歴あり・（通院中）・未受診・治療中・治療中断
　　診断名＿産褥精神病・統合失調症＿　医療機関＿P病院精神科＿　服薬状況＿リスペリドン3mg
　　　　　　　　　　　　　　　　　　　　　　　　　　　　　　　1日1回就寝前
◎身体疾患の既往　　　　あり・（なし）
◎治療状況　　　　　通院歴あり・通院中・未受診
　　診断名＿＿＿＿＿＿　医療機関＿＿＿＿＿＿　服薬状況＿＿＿＿＿＿

◎赤ちゃんへの気持ち質問票、育児支援チェックリストで気になること
　児への愛着はあるが、「赤ちゃんのためにしないといけないことがあるのに、オロオロしてどうしていいかわからないときがある」の質問には、「ほとんどいつも強くそう感じる」と回答。他の質問にはネガティブな回答はない。育児支援チェックリストでも児が泣いたときの戸惑いがある。

◎母を取り巻く環境で気になること
　夫・実母のサポートは良好。実母は精神疾患に対するスティグマが強く、本人が高校時代に精神病症状を呈したときも抗精神病薬の内服に反対であった。

◎会ったときの母の様子（うつ、不安が強い、困ったときにSOSを出せないなど）
　ややぼおっとした感じの雰囲気。被害妄想・幻聴については「薬を飲むようになってからだいぶ楽になりました。いまはときに何も気になりません。声もなくなりました」とのこと。

◎子育てについて（愛着、育児スキルなど）のリスク因子・保護因子
　愛着は良好。育児スキルも問題なし。児の泣きに対してはパニックになることがあったものの、精神症状が落ち着けば、育児を行う余裕が出てくることが期待できる。

◎お母さんについて、上記以外のリスク因子・保護因子
　産後に被害妄想・幻聴の精神病症状があったが、現在は抗精神病薬内服で改善している。実母と同様に、本人も精神科治療を受けることに抵抗がある。思春期に精神症状が出現したときも治療中断となっている。

◎お子さんについて心配なこと
　母の精神症状が悪化したときに、児の安全性の確保について検討する必要がある。当面は、児は義父母宅で預かってもらう予定。

◎利用する資源
　実母がサポートするため、サービスの利用は、本人・家族ともに希望していない。産後2週、1カ月の助産師外来・産科外来・精神科外来でフォローアップされる。

◎今後の支援プラン
　母の精神症状の経過について、精神科主治医と連携して情報を共有しつつフォローアップする。Q病院が自宅から遠方のため、今後、近医に移る見込み。サービスの利用については、本人・家族の希望があれば導入を検討する。

SAD PERSONS スケール

□うつ状態

□自殺企図の既往　　□自殺企図　　□自傷

☑アルコール・薬物の乱用

□幻覚・脳器質症候群、精神病状態

□社会的援助の欠如

　　　　□職場での孤立　　□乏しい家族関係　　□失業　　□社会経済的地位の低下

　　　　□経済的損失　　□病気・けがによる生活への影響　　□予想外の失敗

　　　　□配偶者のドメスティックバイオレンス

　　　　□他者の死の影響（重要なつながりがあった人の死）

　　　　□不安定で乏しい治療関係

□まとまった計画

　　　　□致死性の高い手段（縊首、飛び降り、ガスなど）　　□複数の手段の併用

　　　　□手の込んだ計画・強い／動揺する自殺念慮

□配偶者がいない

　　　　□未婚　　□離婚　　□別居　　□配偶者との死別

□身体疾患

　　　　□慢性・消耗性の疾患　　□生活に大きな支障がある

　　　　□大きな苦痛を感じている

SAD PERSONS スケールに含まれない重要なリスク因子

□自殺の家族歴　　□喪失体験　　□幼少期の虐待の既往　　□事故傾性

□自殺に関連した性格・パーソナリティの傾向

　　　　□依存的　　□敵対的　　□衝動的　　□強迫的　　□抑うつ的　　□反社会的

赤信号サイン

☑急激な精神症状の出現　　□自分を傷つけたいという観念や行動

☑母親としての不全感の出現や持続、児に対する忌避

黄色信号サイン

☑精神病の既往　　□精神疾患の家族歴（とりわけ、双極性障害、産褥精神病）

多い状況でした。本人は穏やかな表情で、精神状態も落ち着いて過ごしていました。

　産後2週に、産後ケアの助産師外来と精神科外来を受診しましたが、落ち着いた精神状態で過ごしており、身体面でのトラブルもありませんでした。また、1カ月健診でも問題なく過ごせていました。精神症状や自殺念慮は改善し、児と同居して問題ないと判断され、本人・家族も児との同居を希望し、児は自宅に戻ることになりました。その後も精神科外来がフォローアップしていましたが、Q病院が自宅から遠方のため、近医へ紹介となりました。

まとめ

　統合失調症がベースにあり、産後に産褥精神病を急激に発症したケースです。

　病識はないものの、本人が困っていることに寄り添うことで、本人も治療の必要性を理解し、治療を開始できました。このようなケースでは、抗精神病薬の内服により症状が軽快することがほとんどです。一方で、治療導入が遅れると、症状が悪化し、危険な状態になりかねません。早期発見と早期介入が重要です。

 ### 妊産婦自殺・母子心中を防ぐためのキーポイント

(Point) 本人が「既往なし」と言っていても、無治療で経過しているだけで精神疾患を有していることもあります

　Aさんは産後の精神病状態が急激に悪化しています。妊娠中の心理社会的リスクのスクリーニングにおいてAさんは、精神科既往があるにもかかわらず、既往なしと回答しています。精神疾患に強いスティグマを感じている人は、精神疾患の既往を知られたくないと思いがちで、治療も中断してしまいがちです。一方、発症していても受診せず無治療のまま経過し、自身自分の精神症状を理解できていないこともあります。このような場合、親子保健関係者にも心理社会的リスクを把握されないまま、妊娠・出産を迎えるケースも数多くあります。

　たとえ本人が「精神疾患の既往なし」と回答していたとしても、「この人、何か気になるな」と思うようでしたら、その感覚を大切にして、ケアにつなげるとよいでしょう。産後、精神症状が急激に増悪したときには、迅速な精神科治療が必要になります。

(Point) 精神症状が急激に増悪したときには、迅速な精神科対応が必要です

　Aさんは幻聴・被害妄想が急激に悪化しました。Aさんには、もともと幻聴・被害妄想

があった可能性がありますが、産後4日まではスタッフが気づかない程度のものであったのでしょう。不眠が精神症状の悪化につながった可能性もあります。産後の精神病は、不眠が続くことを契機に起こることが多くあります。

　産後に幻聴・被害妄想が急激に増悪した場合は、非常に危険です。強い自殺念慮を生じる可能性もありますので、その日のうちに精神科治療につなげることが望まれます。

-COLUMN-　家族歴にも注意

　本人をサポートする環境調整を検討する際に、家族によるサポートは重要です。しかし、家族も本人と同様の精神疾患をもっていることもありえます。家族にサポートを依頼する前に、精神疾患の家族歴を確認しておくことが大切です。また、精神疾患を有している家族が、自身の疾患に気づいていないこともあります。そのため、精神疾患の家族歴がないとしても、家族の様子からサポートが難しいと判断される場合には、他の手段で環境調整することを検討するとよいでしょう。

苦しい状況を表出できず、周りに気づかれていないBさん

　Bさんは看護大学を卒業後、M市総合病院で看護師として就職しました。仕事は責任をもってこなし、職場での適応は良好でした。26歳で結婚し、27歳で妊娠しました。精神疾患の既往はなく、妊娠中も、産後の不安はあったものの、精神的な問題はとくにありませんでした。

　P病院産科で出産しました。産後、気持ちの落ち込みや育児不安が強かったものの、「看護師だからそんなこと病院スタッフに言えない」と思い、気持ちのつらさなどを病棟の助産師・看護師や産科医に言えませんでした。産後1カ月健診でも、抑うつ状態や育児不安は強かったものの、「そんなことを言ったら看護師として失格だ」と思い込み、無理をして大丈夫な様子で振る舞い、産後1カ月健診時のエジンバラ産後うつ病自己評価票でも本当の精神状態を回答しませんでした（その結果、合計点は1点）。

　産後1カ月健診が終わった頃から、うつ状態が著しく悪化しました。夫は帰りが遅く、実家や義父母宅も遠方のため、平日日中は母子で二人きりでした。うつ状態から自責の念が強まり、「こんな母親で、この子は不幸だ」「もう自分はこの子を育てられない」と思うようになりました。Bさんはもう限界だと思い、児童相談所の連絡先を調べて電話し、「子どもを預かってもらえませんか」と話しました。夕刻であったため、児童相談所職員は「これから預かり先を調整し、明日また連絡をします」と言って、Bさんは次の日の電話を待つことになりました。

　その夜、帰宅した夫にBさんは「こんな妻でごめんなさい。この子も、こんな母親でかわいそう」と泣きながら自責の念を訴えました。夫は必死になだめ、Bさんは少し落ち着きを取り戻しました。トイレに行こうとしていた夫が、ベランダの窓が開く音に気づいて振り返ると、Bさんが児を抱えて飛び降りようとしているところでした。夫はあわてて走り寄り、必死にBさんを抑えました。Bさんは「私は死んだほうがいい。この子を置いて死ぬわけにはいかないので、この子も連れていきます。ごめんなさい」と泣きながら夫に話しました。

　夫は尋常ではない妻の状態に強い危機感を感じ、「病院に連れて行かねば」と思い、救急車を呼びました。救急隊はBさんを入院病床のあるQ病院精神科に搬送しました。

気づく

　Bさんは沈んだ表情で、夫に支えられるように診察室に入室しました。担当した精神科医の問いかけに答えするものの、反応は遅く、力ない声でした。児童相談所に連絡した経緯に話が及ぶと、目から大粒の涙を流し、「もう限界です」「死にたいです」「こんな母親といっしょにいる子どもがかわいそう」と話しました。担当医は「それだけ気持ちが追い詰められてしまっているのですね。お子さんのために一生懸命しっかりと頑張っていても、そういうふうに気持ちが追い詰められているときは、自分を責める気持ちが強まってしまうことがよくあるのです。いつ頃からそのような気持ちになりましたか」とたずねました。Bさんは「この子を産んでからずっとそうでした」と答えました。「1日中ずっとそういうつらい気持ちが続いていますか」とたずねると、Bさんは「はい」と答えました。「つらくて追い詰められているようなときに、耳鳴りがしたり、音や声が聞こえたりすることはありますか」とたずねると、Bさんは「いいえ」と答えました。「以前、たとえば10代後半や20代の頃にそういう耳の違和感や、声が聞こえるようなことはなかったですか」とたずねると、同様に「いいえ」と答えました。担当医は、今回のエピソードが産後うつ病によるものであると判断しました。また、問診により精神病症状の可能性も除外しました。

 支える

　担当した精神科医は面接のなかで、いまの気持ちと、どんなことがつらかったり心配だったりするかについて、Bさんの話を傾聴しました（TALKの原則のlisten）。Bさんは「この子を育てていくことがつらくてしかたなくなってしまいました」「こんな母親に育てられるこの子がかわいそうです」と大粒の涙を流して語りました。

　Bさんは「死にたくなってしまいます」と話しました。担当医は「死にたくなってしまうほど、いまのお気持ちはつらいとは思いますが、ずっと続くわけではありません。いまの状態は、産後のお母さんにある〝産後うつ〟という状態です。治療を受けてしっかりと療養すれば、いまのつらい気持ちは良くなります。いまここで死んでしまったら取り返しがつきません。お子さんやご主人が悲しんでしまいます。お子さんやご主人のためにも治療を受けて、早く元気なお母さんに戻りましょう」と話しました（TALKの原則のtell）。

　担当医はまた、自殺念慮についてたずねました（TALKの原則のask）。

　担当医「つらくてしかたなくなったとき、どんなことを考えましたか」

　Bさん「死んでしまおうと思いました。この子には申し訳ないのですが、この子を残して母親だけ死ぬわけにもいかないので、一緒に死のうと思いました」

担当医「実際に何か行動に移そうとしたことはありましたか」

Bさん「一昨日くらいからもう耐えられなくなってきて、何度か子どもを抱いたままベランダに行きました。でも、子どもを殺すわけにはいかないと思い直しました。下を見て、このまま飛び降りて死ねたら楽になるのだろうなと思いました。ここに来る直前は、『もう限界』と思って、本当に飛び降りようとしていました」

と、自殺念慮はかなり具体的で、自殺企図につながる行動もありました。担当医は、本人と児の安全確保が必要であると考えました（TALKの原則のkeep safe）。担当医は「いまの死にたくなる気持ちは一時的なもので、治療を受けてしっかりと療養すれば良くなります。いまの死にたい気持ちを自分で抑えられる自信はありますか」とたずねました。Bさんは「また家で何かあったら、自信がありません」と答えました。

担当医は入院治療をすすめましたが、「嫌です。入院したらもっとおかしくなります」と泣きながら訴えました。夫は「でも、さっきの状況で昼間二人きりにさせておけないよ。先生がこう言ってくれているのだから、入院させてもらおうよ」と入院に賛成しました。その後も担当医は説得を繰り返しましたが、Bさんは入院に同意しませんでした。しかし、入院して安全な場で産後うつの治療を受けてもらう必要があり、夫の同意のもと、Q病院に医療保護入院となりました。入院の間、義父母宅で児を預かってもらうこととなりました。

 つなぐ

精神科の担当医は、Bさんと夫の了承のもと、Q病院の医療ソーシャルワーカーを通じて、Bさんの住民登録のある地区を担当する保健センターに連絡をとり、退院後のサポートを依頼しました。保健センターの保健師は、義父母宅と実家のある地区を担当する保健センターにも連絡をとり、3箇所の保健センターの保健師がBさん家族をサポートすることになりました。

その後の経過

Bさんは、抗うつ薬による治療と休養が奏功し、3週間ほどで精神状態が回復しました。義父母や夫が児を連れて面会に来ると、Bさんは明るく幸せそうに家族と接していました。精神状態が安定したためほどなく退院となりましたが、児はもうしばらく義父母宅で預かることとなりました。義父母宅で児と会うときもBさんは落ち着いた精神状態で過ごせ、会う時間や頻度を増やしていき、退院後2カ月して児は自宅に戻りました。その後も保健師・精神科外来によるフォローは継続しました。

精神科外来でとくに問題はみられず、産後9カ月に終診となりました。保健師による電

話でのフォローは続きましたが、1歳半健診時、3歳児健診時の面接も問題なく、フォローが終了しました。

まとめ

　自身が看護師ということもあり、自殺念慮のことを医療関係者に伝えられず、早期発見できず、自殺企図を機に精神科介入に至ったケースです。

　産後うつが重症化すると、自殺念慮を抑えられなくなることもあり、そのような場合には、入院により本人の安全を確保する必要があります。Bさんは児を抱いてベランダに出るなどの自殺企図につながる行動もありましたので、入院による治療を受けることが望ましいと考えられました。本人は入院に同意しませんでしたが、夫が入院治療の必要性を理解して同意したことで、医療保護入院となりました。

　母親が入院になる前には、児の養育について調整することが必須です。Bさんの場合は、義父母宅で児を預かってもらえました。もし、実家や義父母宅で児を預かってもらえず、夫も休職などによる対応ができない場合には、乳児院で預かってもらうことも選択肢のひとつとなります。

妊産婦自殺・母子心中を防ぐためのキーポイント

Point **自殺念慮が強くても、それを本人が語ってくれないこともあります**

　Bさんはうつ状態で自殺念慮があったにもかかわらず、それを表出しませんでした。また、EPDSには正直に回答せず、限界になるまで我慢していました。本人の様子や問診の内容に細心の注意を払う必要があります。

Point **緊急性がある場合は即日の対応が必要です。手続きに時間がかかるとしても、本人や児の安全確保を何よりも大切にします**

　Bさん本人が児童相談所にSOSを出した際には、即日の対応ができませんでした。「もう育てられない」という本人の訴えはあったものの、児童相談所としては、状況把握やアセスメントにある程度の時間を要するため、すぐに児を一時保護することには至らず、翌日にあらためて本人と相談するという判断になりました。

　幸いにも事故が起こらなかったものの、自殺企図に至ってしまう可能性も高い状況でした。このような場合には、緊急性や自殺念慮の評価が非常に重要です。緊急性があると判断された場合には、即日の対応が必要です。諸機関と連携して対応するための手続きには

段取りと時間を要しますが、緊急性のある場合は本人や児の安全確保が優先することを念頭に置いて迅速に対応しなければなりません。

 こころの不調のある妊産婦への対応では緊急性のアセスメントが必要です

　電話での対応でもTALKの原則は有益です。児童相談所に「もう育てられない」とSOSを出した時点で、精神的に追い詰められ、自殺念慮も高まっていた可能性があります。そこで、自殺念慮について聞いていたら、

［緊急性のチェック項目］（p32）

　①自殺念慮があり、本人がその気持ちを自分で抑えることができない

　②精神病症状（幻覚・妄想など）が急に出現または悪化した

　③自分や周りの家族・他人を傷つけてしまう危険性がある

のうちの①や③に該当していた可能性があります。Bさんから連絡があった際に、自殺念慮について確認すべきだったと考えられます。緊急性があると判断されたら、下記の対応チャートにあるように［即日の対応が必須］になります。

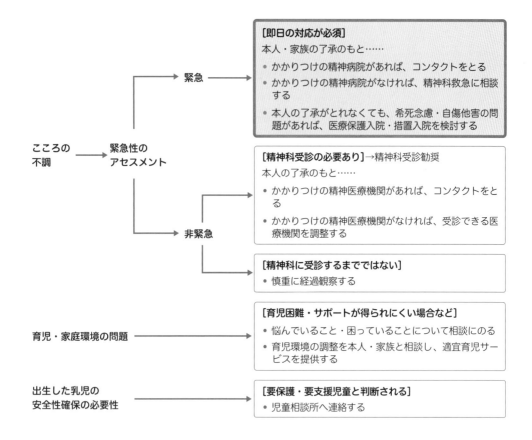

Bさんは緊急性があると判断され、可及的速やかに精神科を受診することが検討されるべきでした。また、夫が救急隊に連絡せずに必死に説得していただけでは、そのあと、大変なことになっていたかもしれません。親子保健関係者は、当事者がSOSを発したときには、緊急性を要する状況かどうかをしっかりとアセスメントすることが重要です。

-COLUMN- メンタルヘルス不調の妊産婦が、義父母宅で母子ともに世話をしてもらうことには注意が必要です

　日中に母子のケアが必要な場合に、遠方に住んでいる、病気で療養中などの理由で、実母がケアに携われないことがあります。そのようなとき、義母が母子の世話を申し出ることがあります。はじめのうちはうまくいっていても、療養が長引くと、義父母の心身の疲弊が蓄積していき、妻と義父母の関係悪化につながりかねません。

　そのため、児は義父母宅で、母親本人は実家で世話をしてもらう、あるいは、それが難しいなら入院が良い選択肢になるかもしれません。もし母親が義父母宅で療養することになった場合には、夫には、妻と義父母の関係に注意してもらい、適宜間に入ること、義父母の負担を減らすサービスを利用することをすすめるとよいでしょう。

症例3

退院後に、精神的不調から精神病症状を発症したCさん

Cさんは第2子を出産後、産科医療機関に入院している間、マタニティブルーなどもなく、精神的にも身体的にも問題なく退院しました。退院後、産後2週のときにメンタルヘルス不調があり、「昼間に2歳の子どもと赤ちゃんと3人でいると、上の娘にいらいらしてしまう」「涙が出てどうしたらよいかわからない」という電話が産科外来にありました。電話を受けた助産師は、助産師外来を受診することをすすめ、Cさんは実母に付き添われて受診しました。

 気づく・支える

Cさんは、助産師外来で対応した助産師に「気持ちの波が大きくてつらい」と話しました。現在の状態を聞くと「最近イライラがひどくて、なんだか泣けてくることも多い」「感情の浮き沈みはあるものの、上の娘についイラッとして怒ってしまうことが増えた」とのことでした。下の子はかわいいと思えているようで、育児もしっかりできていました。助産師は本人のいまのつらい気持ちを傾聴しました。助産師は、Cさんの精神状態について、産後のメンタルヘルス不調の可能性が高いと考えました。

 つなぐ

助産師から保健師へ「つなぐ」

助産師はCさんの産後のメンタルヘルスの不調について、精神症状によって日常生活に著しい障害があるわけではないことから精神科を受診するまでではないが、上の子の育児に困難を感じていることから、地域保健のサポートを受けたほうがよいと判断し、本人の了承のもと、地域の親子保健担当保健師と連携しました。

保健師は、産科医療機関から連絡を受けて、Cさんを家庭訪問しました。家の掃除ができておらず、いろいろなものが散乱していました。夫は仕事で日中も休日も不在のことが多く、実母が上の子と赤ちゃんの世話をしていました。Cさんは「赤ちゃんのお世話などであまり眠れなくてたいへんです」と訴えました。保健師は、児が寝ているときにCさんも一緒に休むなど、休めるときにできるだけ休むことの大切さを説明し、睡眠をしっかりとるようすすめました。

保健師は、Cさんの余裕のない気持ちを傾聴し、いまの状態は産後によくある症状でどんな母親にも起こりうることを説明しました。娘にやさしくできず、母親としてうまく振

る舞えない自分を責めていたCさんは、それを聞いて少し気持ちが楽になりました。保健師は、社会福祉協議会が提供している産後サポートの利用をすすめ、Cさんと実母は利用に同意しました。保健師は、同じ週の4日後にCさんに電話をすることを約束しました。

　4日後、保健師が電話をすると、Cさんは何を聞かれても「わかりません」と答え、話す内容がまとまらない様子でした。心配した保健師は、その日すぐにCさんを訪問しました。Cさんは落ち着かない様子で、話す内容は頻繁に変わり、現状の話になると急に涙ぐみました。そうかと思うと、今度はそばにいる実母に冗談を言って笑いかけました。保健師は、できるだけ育児や家事を実母や夫に任せ、しっかりと休むようCさんにすすめました。保健師は精神科の受診をすすめましたが、Cさんは「両親や夫に子どもをみてもらい、休めるようになったので、もう少し様子をみたい」とのことでした。本人・実母には、これ以上具合が悪くなったら、すぐに保健センターに連絡するか、近くの精神科を受診することをすすめました。

　翌週のはじめ、心配した実母から保健師に連絡ありました。「昼間も神経が高ぶって休めないようです。この3日間くらい、夜は神経が高ぶりすぎて眠れていません。それから、昨日はお金づかいが荒くて、不要なお皿をインターネットで10枚注文したと言っていました。すごくおかしくなっていて心配です」。Cさん本人に電話を代わってもらって、状態をたずねました。そのときのCさんと保健師の電話でのやりとりは次のとおりです。

　　保健師「昨日はどれくらい眠れましたか」
　　Cさん「え〜っと、よくわからないけど、2時か3時にお風呂に入って……　う〜ん、4時から6時くらいからな」
　　保健師「そうすると、昨日の夜はほとんど眠れていないということですね。それは赤ちゃんのお世話をして眠れなかったのですか、それとも気持ちが高ぶって眠れなかったのですか」
　　Cさん「う〜ん、なんだか変な声がしてきて、気になって眠れませんでした。この3日間ずっとそうなんですよね。体がきつくて眠りたいのに眠れなくて。そうこうしているうちにいろいろ声がして、気になって眠れませんでした」
　　保健師「どんな声ですか」
　　Cさん「なんだかよくわかんないんですが、人がぶつぶつ言っているような声がします」
　　保健師「ご主人はいまお仕事ですか」
　　Cさん「営業の仕事で、オンザウェイです。昨日は夜遅く帰ってきました。今日も帰りは夜中だと思います。私は昔、中国で商社の通訳をやっていたんですよ」
　　保健師「さっき、お母さんから聞いたのですが、昨日、お皿を10枚注文したのですか」
　　Cさん「スマホで食器を見ていたら、すごくかわいいのがあって、いま買わなかったらもう二度と買えないと思って注文しました。主人に最高の食事を作ってあげたいんです。お腹空いた。ワインって白は好きじゃないんですよね。チリワイン

最高」

保健師「気持ちがつらくなることはありますか」

Cさん「朝は気持ちが猛烈に落ちていました。眠れないとだめなんですかね。でも、いまは大丈夫です。調子がいいです」

電話を切ると、保健師はすぐに家庭訪問しました。

 ## 気づく

保健師が「気づく」

電話でCさんに対応した保健師は、産後、急激に出現した精神症状について、即日可及的速やかに対応しなければならない状態であると判断しました。

[緊急性のチェック項目]（p32）

①自殺念慮があり、本人がその気持ちを自分で抑えることができない

②精神病症状（幻覚・妄想など）が急に出現または悪化した

③自分や周りの家族・他人を傷つけてしまう危険性がある

のうちの②に該当します。精神状態が悪化した場合には、①や③の状態に至る可能性も懸念されます。

 ## 支える

保健師が「支える」

保健師は、Cさんの話に傾聴しました。まとまりがなく話の内容が拡散しやすい点については、話の焦点が逸れそうになっても本人の話を否定せず、できるだけ自然な形で話題を戻しながら一緒に考えるスタンスをとろうとしました。

また、Cさんは病識に乏しかったものの、「イライラして娘にあたってしまう」「涙が出てきてしまう」「涙が出てどうしたらよいかわからない」という本人の困っていることに焦点を当て、それらの問題は、産後のホルモンバランスの乱れで起こりうる症状であることを伝えました。「つらくて追い詰められてしまうことはありますか」とたずねると、「イライラして娘や主人にあたってしまいますね」と答えました。さらに、「つらくて死にたくなるようなことはありますか」とだずねると、「そこまではないですね」と答えました。「そういう気持ちになったことはありますか」とたずねると、「怖くてそんなことはできません」と答えました。また、家族への思いについて傾聴したあと、「娘さんやご主人にあたるときに、手が出てしまうことはありますか」とたずねると、Cさんは「大きな声で怒鳴りつけることはありますが、手を出してしまうことはありません」と答えました。

つなぐ

保健師から精神科医療機関へ「つなぐ」

保健師が、精神科の受診をあらためてすすめたところ本人も了承しました。すでに17時を過ぎていたため、精神病院の受診には地域の精神科救急情報センターの紹介が必要と判断しました。

保健師は、夫に地域の精神科救急情報センターのホットラインに電話してもらい、スピーカーフォン設定にして通話内容を一緒に聞きました。夫が妻の状況を話したあと、保健師からも、見立てと緊急対応が必要と考えられる旨を説明しました。

精神科救急情報センターのスタッフは、当日の精神科救急の輪番病院であるP病院を紹介し、Cさんは同日中にP病院に医療保護入院となりました。

また、児の世話をしていた実母も疲弊している状況でした。実母は「自分が赤ちゃんをみますので大丈夫です」と話していましたが、もし児の世話をするのが限界になったら、預かり保育などのサービスを利用できることを伝えると、実母も夫も「そのときはぜひお願いします」と答えました。

次のページにあるのは、このとき保健師が記入した「こころサポートシート」「周産期の自殺リスク評価票」です。

その後の経過

P病院に入院後、抗精神病薬（リスペリドン）と抗躁薬（バルプロ酸ナトリウム）による治療で精神症状を伴う躁状態は改善し、3週間後に退院となりました。P病院の主治医の診察で、今回のエピソード前からCさんは躁うつ病のエピソードを有していたことがわかり、退院後も同院で躁うつ病の治療を継続することになりました。

実母と夫がCさんの代わりに育児・家事を行い、Cさんは療養に専念することで、日常生活の困難さも時間とともに改善していきました。保健師もCさん親子をフォローアップしました。

1年後のP病院の外来でCさんは「産後から3〜4カ月の記憶が全然ないんです。言われると、断片的に思い出せることもありますが、全然つながらないです」と話しました。

こころのサポートシート 　　　　　記入日：○○年○月○日 記入者（○○○○○○）

お母さんの名前（　　　　C　　　　）　　子どもの名前（　　○○○○　　　）

◎ EPDS___15___点　　　　　　　◎ EPDS の質問 10___1___点

◎精神科既往　　　　あり・⦅なし⦆

◎治療状況　　　　　通院歴あり・通院中・未受診・治療中・治療中断

　　診断名_____　　医療機関_____　　服薬状況_____

◎身体疾患の既往　　　あり・⦅なし⦆

◎治療状況　　　　　通院歴あり・通院中・未受診

　　診断名_____　　医療機関_____　　服薬状況_____

◎赤ちゃんへの気持ち質問票、育児支援チェックリストで気になること

　　児に対するネガティブな感情はなく、愛着は良好である。夫には何でも気持ちを打ち明けることができ、また、経済的にも問題ない。

◎母を取り巻く環境で気になること

　　夫と実母が育児・家事を分担できる体制がある。

◎会ったときの様子（うつ、不安が強い、困ったときに SOS を出せないなど）

　　放心した様子で、話す内容はまとまりがない。どんどん違う話題に移ってしまう。

◎子育てについて（愛着、育児スキルなど）のリスク因子・保護因子

　　感情が抑えられず、第 1 子（長女）に強くあたってしまう。

◎お母さんについて、上記以外のリスク因子・保護因子

　　急激に躁状態や精神病症状が出現している。イライラが強い。憂鬱な気持ちも強い。不眠・幻聴あり。躁状態で話の内容が拡散しやすく、浪費もある。本人は、躁状態について「調子が良い」と感じている。病識は乏しい。自殺念慮はない。

◎お子さんについて心配なこと

　　出生した児への愛着は良好で、現状では養育不全はないが、長女にイライラをぶつけてしまっている。

◎利用する資源

　　精神科救急情報センターからの紹介で、輪番病院の P 病院に医療保護入院。

◎今後の支援プラン

　　本人の入院中、子どもらは実母が世話することになった。実母の疲弊に注意してフォローアップする。利用できる産後サポートも実母と夫に提示し、希望があれば導入する。本人の退院後も、P 病院の主治医などと連携して、本人・家族をサポートしていく。入院前は長女への養育不全傾向があったが、退院後も児への接し方に注意しながら支援する。

SAD PERSONS スケール

☐うつ状態

☐自殺企図の既往　　　☐自殺企図　　　☐自傷

☐アルコール・薬物の乱用

☑幻覚・脳器質症候群、精神病状態

☐社会的援助の欠如

　　　☐職場での孤立　　　☐乏しい家族関係　　　☐失業　　　☐社会経済的地位の低下

　　　☐経済的損失　　　☐病気・けがによる生活への影響　　　☐予想外の失敗

　　　☐配偶者のドメスティックバイオレンス

　　　☐他者の死の影響（重要なつながりがあった人の死）

　　　☐不安定で乏しい治療関係

☐まとまった計画

　　　☐致死性の高い手段（縊首、飛び降り、ガスなど）　　　☐複数の手段の併用

　　　☐手の込んだ計画・強い／動揺する自殺念慮

☐配偶者がいない

　　　☐未婚　　　☐離婚　　　☐別居　　　☐配偶者との死別

☐身体疾患

　　　☐慢性・消耗性の疾患　　　☐生活に大きな支障がある

　　　☐大きな苦痛を感じている

SAD PERSONS スケールに含まれない重要なリスク因子

☐自殺の家族歴　　　☐喪失体験　　　☐幼少期の虐待の既往　　　☐事故傾性

☐自殺に関連した性格・パーソナリティの傾向

　　　☐依存的　　　☐敵対的　　　☐衝動的　　　☐強迫的　　　☐抑うつ的　　　☐反社会的

赤信号サイン

☑急激な精神症状の出現　　　☐自分を傷つけたいという観念や行動

☑母親としての不全感の出現や持続、児に対する忌避

黄色信号サイン

☐精神病の既往　　　☐精神疾患の家族歴（とりわけ、双極性障害、産褥精神病）

精神疾患を有しているものの無治療のまま経過していて、聴取で精神疾患の既往を把握できなかったケースです。

Cさんは不眠にともなって精神病症状が急激に悪化しています。このレベルになると、緊急の精神科治療が必要となります。Cさんは、まとまりのない言動や躁状態・軽躁状態による行動（買い物）がみられ、また、幻聴様の訴えもあります。気分にも波があり、強い抑うつ状態のときもあるようでした。精神病症状・抑うつ状態・躁状態が混ざった状態で、産後にこのような症状が急激に出現した場合、自殺企図の危険性もあります。問診では自殺念慮は述べられませんでしたが、注意が必要な状況です。

産科医療機関のスタッフがかかわったときは、抑うつ状態やイライラ感がおもな精神的不調の症状でしたが、その後に悪化して精神病症状が出現しています。かかわるスタッフが変わったときに症状が現れることもあります。また、症状は日々変化することがありますので、変化した状況にあわせて、本人・家族への対応を考えていくことが重要です。生まれた児への愛着は良好で、接し方にも問題はないものの、長女への感情を抑えられず養育不全傾向が出ています。入院治療で母子分離になりましたが、入院にならなければ、長女などの養育へもサポートが必要であったと考えられます。Cさんは、実母など本人を取り巻く家族のサポートが良好であり、入院中や退院後も、本人をフォローアップするにあたって実母や夫とも連携した支援が重要と考えられます。

家族が精神科救急情報センターへ連絡する際に、保健師からも申し送りをしました。家族からの連絡と説明だけでは正確な情報が伝わらないこともあります。このように、親子保健関係者も一緒に申し送りするとよいでしょう。

本症例では、躁うつ病の治療が行われることになりましたが、躁うつ病は基本的に慢性的な精神疾患でありますので、保健師などの親子保健関係者の支援も長期的な視野で行っていく必要があると考えられます。

 妊産婦自殺・母子心中を防ぐためのキーポイント

 不眠が何日も続くと、精神状態が急激に悪化する誘引となります

不眠が続くと、どんな人でも精神状態が悪くなりかねません。産後のお母さんは赤ちゃんのお世話などで皆不眠になってしまいますが、不眠が何日も続くと、うつ状態になったり、Cさんのようにもともと精神疾患がある人は急激に増悪したりすることがあります。それが自殺念慮の増大につながることもあります。そうならないためにも、睡眠衛生指導

は重要です。

- 夜よく休めなかったときは、翌日の昼、赤ちゃんが寝ているときにできるだけ休む
- 精神的に不調になりそうであれば、夜間の授乳は夫・実母にミルクや搾乳した母乳を飲ませてもらうようにして、母親も適宜休めるようにする

などして、睡眠不足の蓄積を防ぎ、不眠がある場合にはできるだけ早く不足した睡眠を補うようすすめるとよいでしょう。

(Point) うつ状態や精神状態だけでなく、躁状態・軽躁状態のときにも注意が必要です

Cさんは急激に精神病症状が出現しており、産後の精神病症状を伴う躁状態が疑われます。このような状態では、本人の口から自殺念慮が語られないとしても、抑うつ気分が強くなったときや精神病症状が増悪したときに自殺企図が起こる可能性があります。MBRRACE-UKのRed Flagサイン（「周産期の自殺リスク評価票」では「赤信号サイン」としています）[4]の状況で、即日の精神科対応が必要です。

産褥精神病は、薬物療法などで一見改善したようにみえても、日常生活などには長期にわたって支障をきたすことが多いため注意が必要です。日常生活を送れると判断されて外来治療に移行しても、Cさんのように、その時期の記憶がすっかり欠落してしまっていることもあります。

また、生活機能への著しい障害が続くこともあります。そのため、産褥精神病では長期にわたる濃厚なサポートが必要となります。

(Point) 精神科救急情報センターで緊急受診先や入院先を探す際には、家族だけに説明を任せず、スタッフも専門的見地からも申し送りをしたほうがよいです

家族が精神科救急情報センターに連絡する際に、保健師も立ち会い、家族が事情を説明したあとに、保健師からも状況を申し送りしています。家族だけで事情を説明しようとしても、正確な情報が伝わらず、当番病院の精神科医療機関を受診できないことがありえます。そのようなトラブルを避けるためにも、親子保健関係者も一緒に申し送りするとよいでしょう。

-COLUMN- 精神科救急情報センター利用時に 医療機関から申し送りすることの重要性

　精神科病院への入院目的で精神科救急情報センターに相談する場合、本人または家族がセンターへ連絡し、病院を紹介してもらう際には家族の同意を確認されます。しかし、本人や家族では、精神科救急情報センターに精神状態を正確に説明できないこともあります。また、産後の産科的管理が全く必要ない状態であっても、受け入れ輪番病院の担当精神科医や精神科救急情報センターの精神保健福祉士が「産褥婦で産科管理を要するから精神科病院での入院管理は難しい」と誤解してしまうこともありえます。

　そのため、精神科救急情報センターへ連絡する際には、家族の説明に加えて、紹介する側の医療機関スタッフ（医師など）も、センターのスタッフに説明するとよいでしょう。

子どもの病気によって、産後に精神病症状が出現したDさん

Dさんは韓国籍で、夫は日本人。イギリス留学中に現夫と知り合いました。

2カ月前に出生した児に無呼吸症状と顔色不良があり、出生1月後に児はP病院へ入院。その際、Dさんは児のことが不安で、気持ちもとても沈みました。病院には泊まり込みで看病していました。その1カ月後、再び児に無呼吸と顔色不良があり、再度P病院へ入院。「子どもが死んでしまうのではないか」と不安になり、入院中は睡眠不足になりながら24時間付き添っていました。児の無呼吸症状は改善し、Dさんが「子どものために早く家に帰りたい」と退院を強く希望したことで、予定より数日早く退院することになりました。

児の退院後、Dさんは眠ることなく子どもを看病するつもりでした。うとうとしてしまった間に、児が無呼吸状態になり少し冷たくなっていることに気づき、「なんであなたがちゃんと見てないの」と怒鳴り、夫を殴りました。その後も2時間ほど錯乱状態で夫をなじり続け、「もう私は死にたい」と涙ながらに言いました。退院翌日の小児科外来でDさんは『死んじゃえ』という声が聞こえます。「死んじゃおうかな、と思います」と涙を流しながら話しました。

 気づく

小児科医はDさんがうつ状態であると考えました。家庭状況を聞いたところ、国際結婚のため自分の身内が周りにおらず、また、義父母と不仲で夫以外に頼る人がいないとのことでした。夫はDさんをサポートしようとするものの、たびたびなじられることをストレスに感じて外出することが増え、Dさんは孤立してしまっているようでした。Dさんは急激に精神病症状（幻聴）が出現し、自殺念慮もあるため、小児科医は、緊急に精神科対応が必要な状態であると判断しました。

 支える

小児科医はまずTALKの原則に沿って対応しました。自殺念慮のあるDさんに「お母さん、いま本当につらいと思うけど、死んだら取り返しがつかないよ。お子さんもご主人もみんなずっと悲しんじゃう。みんなで考えれば絶対に良い方向にいくから、一緒に考えましょう」と伝えました（TALKの原則のtell）。「さっき死にたいと言ったけど、どんなふうに死のうと思ったの」という問いに（TALKの原則のask）、「子どもと一緒にベラン

ダから飛び降りようと思いました。私は母親失格で、この子を育てていく自信がないですし、『死んじゃえ』と責め続けられるのがつらいんです。この子のためにも一緒に死んでしまったほうが楽かなと思いました」と答えるＤさんに、小児科医は真剣に耳を傾けました（TALKの原則のlisten）。小児科医は「『死んじゃえ』と何度も聞かされたらつらくなりますよね。お子さんの病気も心配で、寝ないで看病して、お母さんはいま心も体も疲れ切っていると思います。それでもお母さんはお子さんのために一生懸命頑張ろうとしていますね。心も体も疲れていて、『死んじゃえ』と言われ続けたら、どうしたらよいかわからなくなってしまうでしょうね」と声をかけました。また、いまの児の状態なら、Ｄさんが夜通し起きていなくても生命に危険のある状態ではないことを丁寧に説明しました。

 ## つなぐ

小児科医から精神科医療機関へ「つなぐ」

　精神科の対応が必要と判断した小児科医は、Ｄさんに「いまあなたはお子さんのために頑張っていて、心も体も疲れ切ってしまっていて、神経が過敏になっているようですね。お子さんのためにもお母さんが早く元気になることが大切です。精神科で診てもらいましょう」とすすめました（TALKの原則のkeep safe）。そして、Ｄさんも精神科受診を了承しました。

　小児科医は、院内の精神科医に迅速にコンサルテーションを行いました。Ｄさんにはまず小児科医から連絡をとってもらい、あとから精神科医から電話をする旨を伝えてもらいました。精神科医がＤさんと電話で話したところ、精神病症状を伴ううつ状態と考えられ、至急の対応が必要と考えられました。同日受診してもらうこととし、夫にも連絡をとってもらい、受診に同行してもらうこととしました。

　また、小児科医は子どもの状況も心配だったため、Ｄさんの了承のもと、医療ソーシャルワーカーから居住地域の保健センターの保健師に連絡をとってもらい、サポートを依頼しました（keep safe）。

その後の経過

　Ｄさんは精神科を受診しました。精神科医がいまのつらい状況について思いを聞くと、「子どもが生まれた瞬間から体はボロボロです。歩くのもたいへんです。でも、ママなんだから、寝なくてもいいんです。赤ちゃんのために夜寝ないでみていなければいけません」と話しました。また、夫に対するイライラが強く、「お前は赤ちゃんと私を置いて、友だちとお酒を飲みに行ったじゃないか、馬鹿野郎」と怒鳴ったと話しました。児の世話で不眠が続き、うつ状態・精神病状態に至っていると考えられました。

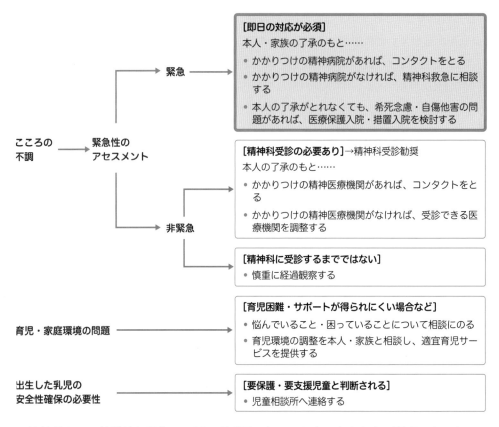

こころの
不調 → 緊急性の
アセスメント

緊急 →

[即日の対応が必須]
本人・家族の了承のもと……
- かかりつけの精神病院があれば、コンタクトをとる
- かかりつけの精神病院がなければ、精神科救急に相談する
- 本人の了承がとれなくても、希死念慮・自傷他害の問題があれば、医療保護入院・措置入院を検討する

非緊急 →

[精神科受診の必要あり]→精神科受診勧奨
本人の了承のもと……
- かかりつけの精神医療機関があれば、コンタクトをとる
- かかりつけの精神医療機関がなければ、受診できる医療機関を調整する

[精神科に受診するまでではない]
- 慎重に経過観察する

育児・家庭環境の問題 →

[育児困難・サポートが得られにくい場合など]
- 悩んでいること・困っていることについて相談にのる
- 育児環境の調整を本人・家族と相談し、適宜育児サービスを提供する

出生した乳児の
安全性確保の必要性 →

[要保護・要支援児童と判断される]
- 児童相談所へ連絡する

　精神科医は、精神的な回復には睡眠が重要であることをＤさんと夫に説明しました。そして、今晩は夫に児の世話を任せて、Ｄさんはしっかりと睡眠をとるようすすめました。当初、Ｄさんは「夫には任せられません」と言っていましたが、とりあえずその日の夜は夫が児の世話をすることになりました。Ｄさんは不眠が続いていて昼間仮眠をとろうとしても目が冴えていて休めないとのことで、精神科医はジアゼパム10mgを筋肉注射しました。また、外来でリスペリドン1mgを院内処方しました。投薬後、Ｄさんは「さっきより少し落ち着きました。死ねという声も聞こえなくなりました」と話しました。

　夫も、仕事から夜遅く帰ってからＤさんに罵倒されるなど、精神的な疲れが溜まっていました。夫なりに一生懸命やっていても妻から責め立てられる夫の気持ちも精神科医は傾聴し、また、夫の努力を労いました。

　そして、お互い頑張っているなかで生じているすれ違いや、頑張りすぎての空回りについて、家族全員のためにも、問題解決する必要があることを説明しました。

　「心の回復には睡眠が必要です。当面の間は、夜しっかりと眠ってもらう必要があるので、夜間は夫がミルクを飲ませるなど児の世話をしてください。Ｄさんは一人で、児の世話や悩み、義母と関係が悪いことなどを抱え込んで、その孤立感が精神状態の悪化に大きく影響していたと考えられます。ぜひご主人からＤさんの気持ちを聞いてあげてほしいです」

　「ご主人も自分なりに一生懸命頑張っていますが、Ｄさんが望むとおりにはできず、喧嘩

になってしまっています。Dさんが望むことを具体的にご主人に伝えてはどうでしょうか」

　また、「死んじゃえ」という声が聞こえることについて、

「さまざまなストレスや不眠が重なり、心身の疲れが限界にきて神経が過敏になっている状態によるもので、一過性と考えられます。その声のとおりに自殺企図をしてしまうと取り返しがつきません。声のことは相手にせず、自殺しないと約束してほしい」

と話したところ、Dさんは「はい」と答えました。死にたい気持ちが強くなったときには、児や家族のためにも、必ず夫や病院にSOSを出してもらうことをDさんと約束しました。SOSの連絡先は、平日日中なら病院、また、夜間・休日も病院で大丈夫ですが、当番医とのやりとりがうまくいかず心配なときは、精神科救急情報センターに連絡するよう伝え、病院と精神科救急情報センターの連絡先を渡しました。

　どうしても児の世話が困難になったときは、行政の一時預かりのサービスが使えることを説明しましたが、夫婦ともにまずは自分たちでやりくりしたいと希望しました。

　投薬の効果もあり、Dさん自身、現状の問題解決に少し見通しがもてたことで、落ち着いた様子になりました。帰宅後、その日はしっかりと眠ってもらい、念のため、翌日も受診してもらうこととしました。

　翌日、Dさんは、夫、児とともに来院し、「久々に12時間くらい眠って、非常に気持が楽になった」と話しました。「死んじゃえ」という声も聞こえなくなったとのことでした。精神科医は、Dさんと夫の了承のもと、医療ソーシャルワーカーを通して、Dさんの現在の精神状態、家族の状態を地域の親子保健担当保健師に連絡してもらいました。その後、リスペリドンは1mgを1週間飲んでもらい、エチゾラム0.5mgを不眠時頓用として処方し、1週間後の受診予約を入れました。

　1週間後の外来でも精神状態は安定していました。「死んじゃえ」という声も聞こえず、夜もよく眠れているため、薬も3日だけ飲んでやめていたとのことでした。翌週の1カ月児健診と同じ日に精神科外来を受診してもらいましたが、精神状態に問題はなく、幻聴も完全に消失していました。医療ソーシャルワーカーを通して、その状態を保健師と情報共有しました。その後も、2週間おきの児の小児科受診と同日に母の精神科外来診察を行いましたが、とくに精神状態に問題はないため、Dさんの精神科フォローアップはいったん終了し、もし何か問題があれば、再度相談してもらうことにしました。なお、地域保健センターでは、外国籍で孤立しやすいこと、自殺念慮を伴う急性の精神病状態もあったことから、当面は電話訪問などでフォローアップし、健診の際にもDさんが困っていたり悩んでいたりすることがないか留意することになりました。

　次のページにあるのは、精神科医が医療ソーシャルワーカーを通じて保健センターに連絡したあと、保健師が訪問した際に記入した「こころサポートシート」「周産期の自殺リスク評価票」です。

お母さんの名前（　　　D　　）　　子どもの名前（　　○○○○　　）

◎EPDS　　15　点　　　　　　　◎EPDSの質問10　　1　点

◎精神科既往　　　　　あり・なし

◎治療状況　　　　　　通院歴あり・通院中・未受診・治療中・治療中断

　診断名＿＿＿＿＿＿　　医療機関＿＿＿＿＿＿　　服薬状況＿＿＿＿＿

◎身体疾患の既往　　　　あり・なし

◎治療状況　　　　　　通院歴あり・通院中・未受診

　診断名＿＿＿＿＿＿　　医療機関＿＿＿＿＿＿　　服薬状況＿＿＿＿＿

◎赤ちゃんへの気持ち質問票、育児支援チェックリストで気になること

　赤ちゃんへの気持ち質問票では問題なし。育児支援チェックリストでは、夫にはあまり気持ちを打ち明けられない、実母は韓国にいるので相談できない、義母とは仲が悪くて相談できないと語っていた。

◎母を取り巻く環境で気になること

　夫は本人をサポートしようとする気持ちはあるものの、本人からなじられることが多く、夫自身が疲弊している。そのため、息抜きに友人と飲みに出かけることが増え、それが本人の孤立感をさらに増大させている。実母は韓国にいて相談できない、義母との関係は悪くサポートを期待できない。

◎会ったときの母の様子（うつ、不安が強い、困ったときにSOSを出せないなど）

　一時強まっていた自殺念慮や幻聴は消失している。表情は硬い。

◎子育てについて（愛着、育児スキルなど）のリスク因子・保護因子

　児への愛着・育児スキルは良好。出生直後に児に無呼吸症状と顔色不良があり、児がP病院に入院していた。心身ともに疲弊しつつも、入院中・退院後に児を一生懸命に看病していた。無呼吸状態が心配で夜中も起きて児の様子を確認していて、極度の不眠状態となっていた。

◎お母さんについて、上記以外のリスク因子・保護因子

　母としての責任感が強く、児への愛情も深い。児を一生懸命育てようと頑張っている。児の体調によって、母の不安が極度に強まる可能性がある。

◎お子さんについて心配なこと

　体調面（無呼吸症状の今後の経過）。現在、小児科的には問題なく、経過観察となっている。

◎利用する資源

　とくになし。本人・家族からは現在のところ希望がない。

◎今後の支援プラン

　定期的に電話訪問などでフォローアップする。乳幼児健診でも母子の状態、家庭の状況などを確認する。

SAD PERSONS スケール

☑うつ状態

□自殺企図の既往　　□自殺企図　　□自傷

□アルコール・薬物の乱用

□幻覚・脳器質症候群、精神病状態

□社会的援助の欠如

　　　□職場での孤立　　☑乏しい家族関係　　□失業　　□社会経済的地位の低下

　　　□経済的損失　　□病気・けがによる生活への影響　　□予想外の失敗

　　　□配偶者のドメスティックバイオレンス

　　　□他者の死の影響（重要なつながりがあった人の死）

　　　□不安定で乏しい治療関係

□まとまった計画

　　　□致死性の高い手段（縊首、飛び降り、ガスなど）　　□複数の手段の併用

　　　□手の込んだ計画・強い／動揺する自殺念慮

□配偶者がいない

　　　□未婚　　□離婚　　□別居　　□配偶者との死別

□身体疾患

　　　□慢性・消耗性の疾患　　□生活に大きな支障がある

　　　□大きな苦痛を感じている

SAD PERSONS スケールに含まれない重要なリスク因子

□自殺の家族歴　　□喪失体験　　□幼少期の虐待の既往　　□事故傾性

□自殺に関連した性格・パーソナリティの傾向

　　　□依存的　　□敵対的　　□衝動的　　☑強迫的　　□抑うつ的　　□反社会的

赤信号サイン

☑急激な精神症状の出現　　☑自分を傷つけたいという観念や行動

□母親としての不全感の出現や持続、児に対する忌避

黄色信号サイン

□精神病の既往　　□精神疾患の家族歴（とりわけ、双極性障害、産褥精神病）

　児の無呼吸症状の看病で不眠状態が続き、極度に心身が疲弊し、急性の精神病状態に至ったケースです。

　Dさんは、母としての責任感が強く、児への愛着も良好でしたが、「呼吸が大丈夫か、眠らないで見守る」など、やや強迫的ともいえる看病によって心身の疲弊が限界に達しました。Dさんが頑張りすぎる背景には、夫をあてにできないこと、異国の地で夫以外に助けてくれる身内がなく、孤立であることも関与していたかもしれません。小児科医が危機的状況の早期発見・心理的危機介入の役割を果たし、精神科医や保健師へつなぐケースマネジメントを行っています。Dさんに睡眠をしっかりととってもらうことで、精神病症状は速やかに改善しています。一方、介入が遅れていたら、さらに精神症状が悪化していたでしょう。さまざまな職種がセーフティネットの役割を果たし、心理的危機状況にある母親を早期に発見し、早期に介入してケースマネジメントを行うことが望まれます。

 妊産婦自殺・母子心中を防ぐためのキーポイント

 妊産婦自殺・母子心中のゲートキーパーとして、小児科医の役割も重要です

　妊産婦自殺・母子心中を防ぐゲートキーパーとして、産科医療機関スタッフや保健師だけでなく、小児科医も重要な役割を果たします。産後の母親と接点のある小児科医は、児の健康のみならず、母のメンタルヘルスにも留意することが望まれます。「分娩施設における連携の対応チャート」（p31参照）は、小児科医も共通して利用できると考えます。心理社会的なリスクをもつ産後の母親やその子どもに対応するときは、小児医療現場でも、緊急度／育児・家庭環境／児の安全確保に留意し、また、どのようなときに緊急を要するかについて念頭に置くことが有益と考えられます。

Point **本人のみならず、家族のケア・家族への心理教育も重要です**

　本人のみならず、家族のケア、家族への心理教育も重要です。本人へ対応するなかで、家族も精神的に疲弊し、対応に困ってしまっていることも多々あります。本人が話す家族への批判にしたがって家族に対応してしまうと、家族との治療関係が決裂してしまいかねません。家族の悩みにも耳を傾け、また、家族を労うことも重要です。

-COLUMN-　父親への支援も大切！

　親子保健で置き忘れられがちなのが父親への支援です。父親もメンタルヘルス不調になります。たとえば、産後約 1 割の父親がうつ状態を呈すると、海外の研究で指摘されています[5]。父親の精神状態が悪化すると、夫婦共倒れのリスクにもなりますし、家族関係の悪化にもつながります。

　親子保健関係者の勤務時間帯は、父親も仕事中であることが多く、父親にアプローチしづらいことが多いです。それゆえ、心理社会的リスクをかかえている家族を支援する際には、父親はどのような状態かも確認し、もし父親に心理社会的リスクがあるようであれば、相談対応を試みるなど積極的な支援が望まれます。

産後うつになった、慢性的に自殺企図のあるEさん

　Eさんが6歳のときに父の女性問題で両親が離婚。以後、弟とともに母に育てられました。母はEさんを懸命に育てました。小・中・高校といじめにあいましたが、いじめられていることを母に話すと悲しませると思って言えませんでした。そして、高校生の頃からものさしでリストカットをするようになりました。大学入学後、交際相手と別れたあとにうつ状態となり、精神科クリニックに通うようになりました。その後に交際した相手と喧嘩した際にも、何度か大量服薬して病院に搬送されました。大学卒業後は、会社の事務職として勤務しましたが、職場の人間関係によるストレスなどで職場を転々としました。29歳のときに職場のストレスでパニック障害になり、近医の精神科クリニックに通院しましたが、職場をやめたことで症状は消失しました。

　36歳のときに現在の夫と出会い、同年に結婚。慢性的な自殺念慮は幼少期から続いていたものの、25歳以降、リストカットや大量服薬はなくなっていました。結婚後、子どもができずに不妊治療を受け、38歳で妊娠、出産。産後にうつ状態となり、育児に困難をかかえるようになりましたが、夫には話せず、つらい気持ちを打ち明けられませんでした。

　保健師の新生児訪問を受けた際、エジンバラ産後うつ病自己評価票への回答を求められましたが、正直に回答すると保健師にいろいろ心配されたり、ブラックリストに載ったりするのではないかと思い、精神的不調があるにもかかわらず「問題ない」と回答しました（その結果、EPDSの合計点は1点）。

　その後、心身の不調がひどい状態が続き、3〜4カ月児健診の際には、肩が痛くて児を抱くこともたいへんでした。健診の問診票には肩の痛みのみを記入し、保健師の質問には「大丈夫です」と答えました。その後もうつ状態は続き、育児の困難感が増していきました。家事や育児ができずに日中寝ていることが多く、家のなかは物が散乱していました。ある夜、Eさんは夫に「こんな私でごめん」と泣きながら訴え、夫は、そのようなEさんをなぐさめました。翌日午前11時頃、Eさんから夫に「ごめん、死ねなかった」という電話がありました。仕事を早退し、大急ぎで帰宅した夫は、両手首と頸部から包丁による切創で出血して倒れているEさんを発見しました。Eさんは、救急車で近くの救命救急センターに搬送されました。

　次のページにあるのは、保健師が訪問した際に記入した「こころサポートシート」です。

お母さんの名前（　　　　E　　　）　　子どもの名前（　　○○○○　　　）
◎EPDS＿＿1＿点　　　　　　　◎EPDSの質問10＿0＿点
◎精神科既往　　　　　（あり）・なし
◎治療状況　　　　　通院歴あり・通院中・未受診・治療中・治療中断
　診断名＿＿＿＿＿　　医療機関＿＿＿＿＿　　　服薬状況＿＿＿＿＿
◎身体疾患の既往　　　　あり・（なし）
◎治療状況　　　　　通院歴あり・通院中・（未受診）
　診断名＿＿＿＿＿　　医療機関＿＿＿＿＿　　　服薬状況＿＿＿＿＿

◎赤ちゃんへの気持ち質問票、育児支援チェックリストで気になること
　児へのネガティブな気持ちはない。育児支援チェックリストも問題なし。家族のサポートも良好。

◎母を取り巻く環境で気になること
　夫との関係は良好で、実母が産後サポートしてくれることになっている。両親は離婚している。

◎会ったときの母の様子（うつ、不安が強い、困ったときにSOSを出せないなど）
　明るく、気になる様子はない。

◎子育てについて（愛着、育児スキルなど）のリスク因子・保護因子
　愛着・育児スキルともに良好。とくに問題なし。

◎お母さんについて、上記以外のリスク因子・保護因子
　とくに問題なし。

◎お子さんについて心配なこと
　とくに問題なし。

◎利用する資源
　本人の希望なし。

◎今後の支援プラン
　本人から何か希望があれば対応する。

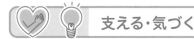 **支える・気づく**

　救急医は、Eさんのバイタルサインを確認し、縫合処置を行いながら「傷口は痛いでしょう。でも大丈夫です。命には問題ないですよ」と安心させ、「自分を傷つけたくなってしまうくらいつらかったですか」とたずねました。Eさんは「死にたかったです」と力なく答えました。「どうしてそういう気持ちになったんですか」と救急医がたずねると、「不妊治療までしてせっかく子どもを授かれたのに、全然うれしくなくて、毎日が本当につらかったんです。それでもなんとかここまで来ていたんですが、耐えられなくなって……」と答えました。「お母さんとして一生懸命頑張っていて、心と体の疲れが溜まっていたんでしょうね」と救急医が言うと、「もう限界なんです。死ねたらよかったんですけど」と話しました。「いま、とても気持ちが苦しいでしょうから、おそらくしっかり休んで心の治療を受けたほうががよいと思います。私は医者として命を救う立場ですから、あなたに死んでほしくありません。早くいまの苦しい気持ちから回復して楽になってもらいたいです。お子さんのためにも早く元気になったほうがいいです」と話しました。そして、「あいにくこの病院には精神科がないので、近くの精神科の病院で診てもらいましょう」と伝えました。

　救急医は、Eさんがうつ状態であり、いまなお自殺念慮が続いていて危険な状態にあり、入院を含めた緊急の精神科対応が必要と判断しました。救急医はP精神病院に連絡をとり、受け入れを打診し、受診できることになりました。夫にも、現在のEさんには自殺の危険があり、精神科対応が必要な状態であること、これから精神科治療を受ける必要性があることを説明し、精神科受診の同意を得ました。

　次のページにあるのは、救急医が記入した「周産期の自殺リスク評価票」です。

 つなぐ

　救急医の依頼で同院の医療ソーシャルワーカーが地域の保健師にも連絡し、現状とP精神病院に入院することを報告し、退院後にサポートしてもらうこととなりました。

　その後の経過

　EさんはP精神病院に医療保護入院となりました。1カ月の療養のあと、自殺念慮も改善しました。試験外泊でも問題なく過ごせたため、退院となりました。

SAD PERSONS スケール

☑うつ状態

☑自殺企図の既往　　☑自殺企図　　□自傷

□アルコール・薬物の乱用

□幻覚・脳器質症候群、精神病状態

□社会的援助の欠如

　　□職場での孤立　　□乏しい家族関係　　□失業　　□社会経済的地位の低下

　　□経済的損失　　□病気・けがによる生活への影響　　□予想外の失敗

　　□配偶者のドメスティックバイオレンス

　　□他者の死の影響（重要なつながりがあった人の死）

　　□不安定で乏しい治療関係

□まとまった計画

　　□致死性の高い手段（縊首、飛び降り、ガスなど）　　□複数の手段の併用

　　□手の込んだ計画・強い／動揺する自殺念慮

□配偶者がいない

　　□未婚　　□離婚　　□別居　　□配偶者との死別

□身体疾患

　　□慢性・消耗性の疾患　　□生活に大きな支障がある

　　□大きな苦痛を感じている

SAD PERSONS スケールに含まれない重要なリスク因子

□自殺の家族歴　　☑喪失体験　　□幼少期の虐待の既往　　□事故傾性

□自殺に関連した性格・パーソナリティの傾向

　　□依存的　　□敵対的　　☑衝動的　　□強迫的　　□抑うつ的　　□反社会的

赤信号サイン

□急激な精神症状の出現　　☑自分を傷つけたいという観念や行動

□母親としての不全感の出現や持続、児に対する忌避

黄色信号サイン

□精神病の既往　　□精神疾患の家族歴（とりわけ、双極性障害、産褥精神病）

慢性的に自殺念慮のある方が産後うつになり、自殺企図に至ったケースです。

新生児訪問時のEPDSでEさんは自分の精神状態を隠し、正確な回答をしていません。EPDSが極端に低いときには、精神状態を隠して回答している可能性もあるため注意が必要です。EPDSは便利なメンタルヘルスのスクリーニングですが、所詮は紙切れ1枚の質問紙であって、わかることには限界があります。回答結果とあわせて、本人の様子や会話の内容から総合的にアセスメントすることが重要です。

本人が親子保健関係者との面接で防衛的な対応をとってしまうと、関係性の構築や正確な心理社会的アセスメントが困難になり、介入の遅れにつながります。そのようなときは、危機的状況に遭遇した関係者がタイミングを逃さずに、心理社会的アセスメント、心理的危機介入、ケースマネジメントを行う必要があります。このケースでは、救急医がその重要な役割を果たしました。河西らの行った自殺予防戦略ACTION-Jは、救急現場での自殺予防介入が自殺再企図を防ぐことに有用であることを科学的に実証しています[6]。周産期における自殺企図例に対しても同様に有用であると考えられます。

 妊産婦自殺・母子心中を防ぐためのキーポイント

 自殺念慮は急性に生じたものとはかぎりません。慢性的に自殺念慮があった場合もあります

慢性的に自殺念慮がある人は、産後に精神状態が悪化したときに、容易に自殺企図に至ることがあります。生育歴や精神科既往歴を聴取するなかで、慢性的な自殺念慮の有無についてアセスメントすることが重要です。

 援助希求が苦手な人は、自殺念慮が強くても EPDS や問診などでも本当のことを答えてくれないことがあります

EPDSの点数が極端に低かったり、明らかに本人の様子と回答結果に乖離があったりする場合は、本人が精神状態を隠して本当の精神状態と違う回答をしている可能性があります。そのように、本当の精神状態と違う回答をしてEPDSの点数を低く操作してしまう人は、苦しいときにも他者への援助希求ができない人である可能性があります。本人が援助希求できないとしても、親子保健関係者は、その様子などから精神状態に気づけるよう、感度を高めたアンテナを張っておくことが望まれます。

紹介した精神科治療が中断していたFさん

　現在3歳になる長男の産後、Fさんにメンタルヘルス不調はなく、とくに問題なく育児できていました。

　今年1月に出産した次男には心臓病があり、手術が必要でした。次男は出生後からP病院NICUでの入院が続き、Fさんは次男の看病と長男の世話で心身ともに疲弊していました。次男の手術を4月に控え、3月から一日中気持ちが沈み、長男が母を求めてきても向き合うのがつらくなっていました。この頃から、口の中、とくに舌の痛みを強く感じるようになり、歯科や神経内科を受診して検査しましたが、いずれも問題なく、心因性の痛みと言われていました。NICUの看護師がFさんの様子を心配し、話を聞きました。

気づく

　看護師は、Fさんが痛みを感じている舌に関連することとして、食事について聞いてみました。「それだけ舌が痛いと、ご飯を食べるのもたいへんではないですか」とたずねると、「はい。本当にそうなんです。食べるのが苦痛で、食べたいとも思えなくなっています」と答えました。あわせて、睡眠についても聞いてみました。「舌が痛くて夜よく休めないようなことはありますか」とたずねると、「痛くて睡眠もまともにとれていません」と答えました。看護師は「それは本当に大変ですね」とFさんの状況に共感し、それらのことがうつ病の二大症状につながっていないかを確認することにしました。「そんな状況だと、昼間も疲れがたまって、日常生活に支障が出たり、楽しいことが楽しいと思えなくなったりすることはありませんか」とたずねました。すると、Fさんは「ここ最近、一日中ずっとぼおっとして、頭が回らなくなっている気がします。料理をするのが苦痛になりました。家族のためにおいしい料理を作るのが大好きで、料理をしていると楽しかったんですけど、いまは楽しくありません。何をすればいいのかわからなくなって、まな板の前で立ったまま時間が過ぎてしまうこともあります。物も片づけられなくなってしまいました。主人は怒らないでいてくれるんですけれど、自分では『昔はちゃんとできていたのに』と思うとつらいです。そんな状態がこのところずっと続いています」と答えました。看護師は「それはつらいですね。そういう状況だと気持ちも憂鬱になってしまいませんか」とたずねました。すると、Fさんは「はい。ずっとうつうつとして過ごしています」と答えました。

　このやりとりのなかで看護師は、うつ病のスクリーニングである二質問法をFさんにたずね、その答えからFさんがうつ病である可能性が高いと考えました。

支える

看護師は、会話のなかで語られるFさんのつらさについて共感し、傾聴しました。

 つなぐ

　看護師は、Fさんはうつ状態で日常生活に著しい支障が生じているため、精神科を受診する必要があると考えました。看護師の紹介で医療ソーシャルワーカーがFさんと面談し、地域にあるQメンタルクリニックの受診をすすめ、すぐに初診となりました。看護師はあわせて、本人の了承のもと医療ソーシャルワーカーから、地域の親子保健担当保健師に連絡してもらうこととしました。

その後の経過

　FさんはQメンタルクリニックを受診しました。産後うつ病と診断され、抗うつ薬が処方されましたが、クリニックの主治医と相性が合わず、その後は通院が途絶えてしまいました。処方された抗うつ薬も嘔気の副作用が激しくて内服していませんでした。保健師から電話で様子を聞かれても、〝区役所にマークされる〟ことが心配で「大丈夫です」と無理に平静を装いました。その後、長男の世話をしながら、次男の看病のためNICUに毎日通っているうちに、心身の疲弊が蓄積するとともに、うつ状態が悪化し、舌の痛みも激しくなっていきました。

　ある日、血液酸素飽和度モニターのアラームが鳴っているのを確認に来たNICUの看護師が、Fさんが泣いているのに気づきました。「お母さん、どうされました」とスタッフが聞くと、「この子のために頑張らないとと思っているんですが……」と答え、そのあとは言葉がつまり、号泣しはじめました。看護師は、次男のことが心配な気持ち、看病で心身ともに疲弊していること、長男に十分に向き合ってあげられないつらさなど、Fさんの気持ちに共感しながら傾聴しました。そして、看護師は「それだけつらい気持ちになっているFさんの気持ちが早く楽になってもらえるように、できるだけのことをしたいです」と話しました。Fさんは「〇〇（次男）のことが心配で、△△（長男）の相手もしてあげられなくて、つらいです、どうしていいかわかりません。子どもはいるけれどもう限界です。死にたくなることがあります。子どもを残してそのような気持ちになるのが怖いです」と涙を流しました。

　看護師は、医療ソーシャルワーカーがFさんをQメンタルクリニックに紹介していたことを知っていたので、現在の治療状況を聞きました。Fさんは「せっかく紹介してもらっ

たんですけど、通っていないんです」と答えました。現在の状況では精神科治療を受ける
必要があるため、医療ソーシャルワーカーとも相談しましたが、Fさんに合うメンタルク
リニックがどこかわからなかったため、保健師に連絡をとって事情を説明し、メンタル
クリニックを紹介してもらうこととしました。保健師は、産後うつ病などメンタルヘルス不
調の母親にしばしば一緒に対応しているRメンタルクリニックに、Fさんを診察してもら
えるか問い合わせ、即日対応してもらえることになりました。Fさんに面会するためにP
病院NICUに保健師が来院し、その後、一緒にRメンタルクリニックに受診同行しました。

　次のページにあるのは、保健師が訪問した際に記入した「こころサポートシート」と「周
産期の自殺リスク評価票」です。

　Rメンタルクリニックの精神科医が診察したところ、自殺念慮はあるものの自分で自殺
衝動を我慢することが十分可能であり、入院でなく外来治療での対応が可能と判断しまし
た。ここで処方された別の抗うつ薬はとくに副作用もなく、Fさんのうつ状態や舌の痛み
に著効しました。保健師は、Fさんの長男の育児負担を軽減するため、保育園を利用する
手配をしました。Rメンタルクリニックの主治医は、Fさんにセルフケアの重要性を伝え、
次男の面会時間を少し減らすことをすすめ、また、毎日しっかりと睡眠をとってもらうこ
ととしました。夫にも受診に同行してもらい、家事と育児について夫の分担を増やして、
Fさんの負担を減らしてもらうことをすすめました。夫はFさんの負担ができるだけ減る
よう、さらに配慮するようになりました。
　その後、Fさんの症状は改善していきました。

まとめ

　産後に子どもの病気による心労や看病による疲弊で心身の不調をきたしたケースです。
　もともとメンタルヘルスの不調をきたしやすい産後に、生まれた子どもに大きな病気が
あることがわかり、病状や今後に対する不安や心労、日々の看病の疲れ、上の子の子育て
などが重なり、Fさんは心身ともに限界の状態に追い込まれていたと考えられます。また、
精神科医療機関を受診しても自己中断してしまい、保健師に相談することも避け、自分か
ら援助希求ができずに精神症状は悪化していってしまいました。
　Fさんのケースのように、支援者は支援をうまくつないだと思っていても、その介入が
うまく継続していないこともあります。さまざまな職種によるセーフティネットを整え、
しっかりと継続的にサポートしていくことが大切です（後述の「妊産婦自殺・母子心中を
防ぐためのキーポイント」も参照してください）。
　また、Fさんのように、産後に子どもの看病が必要な状況になる母親・父親は、子ども

お母さんの名前（　　　　F　　）　　子どもの名前（　　○○○○　　）

◎EPDS＿＿23＿点　　　　　　◎EPDSの質問10＿2＿点

◎精神科既往　　　（あり）なし

◎治療状況　　　　通院歴あり・通院中・未受診・治療中・（治療中断）

　　診断名＿産後うつ病＿　医療機関＿Qメンタルクリニック＿　服薬状況＿＿＿＿＿＿

◎身体疾患の既往　　　あり・（なし）

◎治療状況　　　　通院歴あり・通院中・未受診

　　診断名＿＿＿＿＿　医療機関＿＿＿＿＿　服薬状況＿＿＿＿＿

◎赤ちゃんへの気持ち質問票、育児支援チェックリストで気になること

　　児へのネガティブな気持ちなし。ソーシャルサポートについて問題なし。夫と実母のサポートは良好。

◎母を取り巻く環境で気になること

　　児は現在、心臓病の治療のためP病院に入院中。児の予後に大きな不安をかかえている。一生懸命看病しているが、心身ともに疲弊している。

◎会ったときの母の様子（うつ、不安が強い、困ったときにSOSを出せないなど）

　　沈んだ表情。自分からはあまりSOSを出さなそう。

◎子育てについて（愛着、育児スキルなど）のリスク因子・保護因子

　　愛着、育児スキルは良好である。現在うつ状態であり心身の疲弊が蓄積して子どもに向き合うのが困難になることが懸念される。

◎お母さんについて、上記以外のリスク因子・保護因子

　　児の看病で心身ともに疲弊し、うつ状態である。心身症状疑いの舌の痛みあり（身体科では問題ないと言われている）。自殺念慮もある。

◎お子さんについて心配なこと

　　児のことで大きな不安をかかえている．

◎利用する資源

　　長男の育児負担を減らすため保育園を利用する。

◎今後の支援プラン

　　Rメンタルクリニックで精神科治療を受けてもらう。うつ状態、自殺念慮の増悪、長男の養育状況にも注意してフォローアップする。本人の負担を減らし、療養環境の調整を継続していく。

SAD PERSONS スケール

☑ うつ状態

□ 自殺企図の既往　　□ 自殺企図　　□ 自傷

□ アルコール・薬物の乱用

□ 幻覚・脳器質症候群、精神病状態

□ 社会的援助の欠如

　　　□ 職場での孤立　　□ 乏しい家族関係　　□ 失業　　□ 社会経済的地位の低下

　　　□ 経済的損失　　□ 病気・けがによる生活への影響　　□ 予想外の失敗

　　　□ 配偶者のドメスティックバイオレンス

　　　□ 他者の死の影響（重要なつながりがあった人の死）

　　　□ 不安定で乏しい治療関係

□ まとまった計画

　　　□ 致死性の高い手段（縊首、飛び降り、ガスなど）　　□ 複数の手段の併用

　　　□ 手の込んだ計画・強い／動揺する自殺念慮

□ 配偶者がいない

　　　□ 未婚　　□ 離婚　　□ 別居　　□ 配偶者との死別

□ 身体疾患

　　　□ 慢性・消耗性の疾患　　□ 生活に大きな支障がある

　　　□ 大きな苦痛を感じている

SAD PERSONS スケールに含まれない重要なリスク因子

□ 自殺の家族歴　　□ 喪失体験　　□ 幼少期の虐待の既往　　□ 事故傾性

□ 自殺に関連した性格・パーソナリティの傾向

　　　□ 依存的　　□ 敵対的　　□ 衝動的　　□ 強迫的　　□ 抑うつ的　　□ 反社会的

赤信号サイン

□ 急激な精神症状の出現　　☑ 自分を傷つけたいという観念や行動

□ 母親としての不全感の出現や持続、児に対する忌避

黄色信号サイン

□ 精神病の既往　　□ 精神疾患の家族歴（とりわけ、双極性障害、産褥精神病）

の病気への心配や看病で心身ともに疲弊し不調をきたしやすいため、多職種・多機関で連携して、心理的なサポートや少しでも負担を減らすような環境調整を行うことが重要と考えられます。

  妊産婦自殺・母子心中を防ぐためのキーポイント

Point 「紹介したから大丈夫」と思うことなく、連携が機能しているかモニタリングが必要です

　精神科を受診しているはずが、相性が合わずに治療が中断し、精神症状が悪化するケースがあります。「紹介したから大丈夫」と思わずに、連携が機能しているか、紹介先の対応が機能しているかをモニタリングし、問題があれば迅速に対応することが望まれます。

Point うつ状態などが心身症的に体の症状として現れることもあります

　うつ病になったときに、精神症状ではなく、疼痛や消化器症状などの身体愁訴が、本人の主訴として前面に出ることがあります。本人が訴える身体症状のみに意識が向いてしまうと、精神症状の悪化を見落としてしまうことがあるため注意が必要です。

家族が24時間見守りをすると主張したGさん

　Gさんは、産褥3日から激しい不安焦燥感と抑うつ気分が出現しました。入院しているP病院産科の助産師がEPDSを実施したところ、19点と高値を示しました（項目10は0点）。Gさんに精神疾患の既往はありません。

　Gさんは「これから家に帰って、子どもをちゃんと育てられるか心配です」と涙ながらに訴えました。「涙が自然に溢れてきてしまいます」「気持ちがすごく沈んでいます」とも話しました。Gさんの不安や憂うつな気持ちによるつらさを助産師は傾聴し、育児指導のなかで本人ができていることを認めて、育児へのエンパワメントを行いました。Gさんは当初よりも育児に自信をもてるようになり、「なんとかやっていけそうな気がしてきました」と話していました。

　EPDSが高値であることから、産科担当医と助産師が精神科への受診をすすめましたが、あまり乗り気ではありませんでした。説得によりしぶしぶ同意し、産科退院後にQクリニックを受診することになりました。また、地域の親子保健担当保健師にサポートの依頼をすることを産科担当医から本人・家族に提案し、同意が得られたため保健師へ連絡しました。

　保健師がGさんの自宅を訪問し、以後定期的にサポートすることになりました。Qクリニックでは産後うつ病と診断され、抗うつ薬を処方されました。しかし、精神科の薬を内服しながらの授乳が心配で、Fさんは内服していませんでした。通院も初回のみで中断しました。その後は、不安・抑うつが強い状態が続き。日中体を動かすのもつらく、児の世話をするのもつらく、授乳しながら泣いていることが多くなりました。

 気づく

助産師が「気づく」

　心配した実母がP病院に連絡し、Gさんは助産師外来を受診しました。助産師がGさんに、Qクリニックの受診について確認したところ、「話を聞いてもらえず、薬だけ処方された。あの病院には行きたくない」とのことでした。Gさんに現在の精神症状を確認すると、入院中にあった激しい不安や焦燥感、抑うつ気分がさらに悪化し、うつ状態にありました。児に向き合うのもつらく、精神症状のため日常生活や育児に著しい支障をきたしていて、精神科治療が必要と考えられました。

支える

助産師が「支える」

　助産師は、Gさんの不安や焦燥感、憂うつな気持ちで元気が出ず、児に向き合うのがたいへんになってしまっているつらい状況に共感し、傾聴しました。

 つなぐ

産科医療機関から保健師へ「つなぐ」

　Qクリニックでの治療をGさんは望んでいませんでしたが、助産師は他のクリニックの情報を把握していないため、受診先について保健師に相談するのがよいと考えました。

　助産師は地域の親子保健担当保健師に連絡をとり、GさんがQクリニックに通えていない状況を伝えました。保健師は、GさんはQクリニックでしっかり治療を受けていると思っていたようで、Gさんの病状が悪化していることを認識していませんでした。

 気づく・支える

保健師が「気づく」「支える」

　保健師はすぐにGさん宅を訪問しました。保健師は、助産師と同じようにGさんのつらい気持ちを傾聴しました。Gさんは自殺念慮がありましたが、それを保健師に話すと「子どもを（児童相談所に）取りあげられてしまうのではないか」と心配し、自殺念慮については話しませんでした。保健師は、Gさんは精神科治療が必要な状態にあると考えましたが、Qクリニックに通ってもらうことは難しそうであったため、Rクリニックの受診をすすめたところ、本人が同意しました。

 つなぐ

保健師から精神科医療機関へ「つなぐ」

　保健師はRクリニックに連絡をとり、初診予約を調整しました。そして、実母と一緒に受診に同行しました。

　次のページにあるのは、保健師が訪問した際に記入した「こころサポートシート」です。

こころのサポートシート　　　　記入日：○○年○月○日記入者（○○○○○○）

お母さんの名前（　　　G　　　）　　子どもの名前（　　○○○○　　）

◎EPDS___19___点　　　　　◎EPDSの質問10__0__点

◎精神科既往　　　　（あり）・なし

◎治療状況　　　　　通院歴あり・通院中・未受診・治療中・（治療中断）

　　診断名__産後うつ病__　医療機関__Qメンタルクリニック__　服薬状況_処方薬を内服せず_

◎身体疾患の既往　　　　あり・（なし）

◎治療状況　　　　　通院歴あり・通院中・未受診

　　診断名_____　医療機関_____　服薬状況_____

◎赤ちゃんへの気持ち質問票、育児支援チェックリストで気になること

　　赤ちゃんに対する怒りの感情はないものの、うつ状態により育児困難感が強く出て
　　いる回答結果。育児支援チェックリストについては問題なし。夫と実母のサポート
　　はある。

◎母を取り巻く環境で気になること

　　実母と夫のサポートは良好

◎会ったときの母の様子（うつ、不安が強い、困ったときにSOSを出せないなど）

　　不安が強い。表情は硬い。今回は自分からSOSを出せず、実母から医療機関に連
　　絡してきた。

◎子育てについて（愛着、育児スキルなど）のリスク因子・保護因子

　　育児スキルは問題ないが、うつ状態のため児の世話をするのがつらくなっている。

◎お母さんについて、上記以外のリスク因子・保護因子

　　不安や焦燥感、抑うつ感が強い。自殺念慮はない。Qクリニックで当初治療を受け
　　ていたが、自己中断してしまっている。

◎お子さんについて心配なこと

　　母の精神状態の悪化で、養育困難が生じている。

◎利用する資源

　　児の世話は実母におもに行ってもらう。

◎今後の支援プラン

　　Rクリニックで治療を受けてもらう。母の精神状態、児の養育状況について注意し
　　ながらフォローアップする。実母と夫を交えて、今後の養育体制について話し合う。

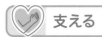 **支える**

精神科医が「支える」

　保健師には本当の状態を打ち明けられなかったものの、Rクリニックの受診で、Gさんは「本当のことを話さないと、いまのこの状況がどうにもならない」と思い、担当医に本当の気持ちを打ち明けました。

　Gさんは担当医に「生きているのがつらいです。私のような人間は母親失格です。死にたいです」と語りました。担当医は、Gさんが語るつらい気持ちを傾聴し（TALKの原則のlisten）、「いまのGさんの状態は、産後のお母さんによくある産後うつの状態です。100人お母さんがいたら、十数人の人がなる、非常によくある病気です。どんなに健康な人でも、どんなに精神力の強い人でもなりうるものなんですよ」と話しました。「いま、つらくてしようがなくて、死にたい気持ちがあるかもしれませんが、そのような気持ちは治療を受けてもらえれば必ず良くなりますよ。治療を受けていきましょう」と伝えました（TALKの原則のtell）。さらに、「死にたいですとおっしゃいましたが、どんなふうに死にたくなりますか」とたずねました（TALKの原則のask）。Gさんは「一日に何度も、いてもたってもいられないような死にたい気持ちが襲ってきます」と答えました。担当医が「そういうときに、具体的に何か行動に移しそうになったりはしましたか」とたずねると、Gさんは「首を吊りたくなりました」と答えました。担当医は「実際に首を吊ろうとはしましたか」とたずねました。Gさんは「実際にしてはいませんが、本当にやってしまいそうになったときに、ふみととどまる自信がありません」と答えました。担当医は「いまのGさんのつらい気持ちは一過性のもので、ずっと続くわけではありません。治療を受ければ良くなります。でも、死にたい気持ちが強くなったときに、思わず自殺企図をしてしまうと取り返しのつかないことになりかねません。Gさんの安全のためにも、また、早く良くなるためにも入院が必要だと思います。入院先をあたりますので、入院しましょう」と話しました（TALKの原則のkeep safe）。Gさんは「この子と離れたくありません。入院はしたくありません」と入院を拒否しました。また、実母も「子どもから引き離すのはかわいそうです。私たち親が一日中付き添います。24時間目を離さないようにして、自殺しそうになったら必ず止めます。入院は遠慮させてください」と話しました。

　夫も本人と実母の言うがままになり、担当医の繰り返しの説得にもかかわらず、本人のみならず、家族からも入院の同意を得られませんでした。そのため、外来で治療をすることになりました。担当医は、もし死にたくなったら、必ず家族か病院にSOSを出してもらうようにGさんと約束し、Gさんも「必ずそのようにします」と答えました。GさんはRクリニックの外来で治療を継続することになりました。

抗うつ薬の内服を開始しましたが、その3日後、実母が炊事中、Gさんが自室のドアノブで首を吊ろうとしているのをたまたま実父が発見し、食い止めました。すぐさまRクリニックを受診しました。Gさんは依然として入院を拒否していましたが、担当医はもうこれ以上、外来で治療を継続することはできないと説明し、夫と実父母も納得しました。

同日、S精神科病院で入院し治療を受けたことで、Gさんの産後うつ病は回復しました。1カ月後に退院となり、Rクリニックの外来で治療を受けることになりました。退院後はおだやかな気持ちで日中生活を送れるようになりました。

まとめ

産後うつ病を発症し、いったん精神科医療機関の治療につながったものの自己中断してしまい、その後に症状が悪化して、再度治療導入となったケースです。

自己中断後に精神症状が悪化していることを保健師が把握できていませんでした。連携が機能しているかのモニタリングは重要です。また、Gさんは、自殺念慮を語ることで子どもを児童相談所に取りあげられてしまうと思い込み、本当の状態を保健師に話せませんでした。それが積極的な介入の遅れにもつながっていたかもしれません。自殺念慮などは、ある程度の関係が構築できていないと本人が話せないことも多々あります。本人が「死にたい気持ちはない」と言っていても、本人の様子などに注意することが必要です。

また、精神科の診察で入院が必要と判断されましたが、本人も家族も入院に同意しませんでした。このような場合、医療保護入院での安全確保は不可能ですが、危機的状況のときのSOSの出し方などを入念に本人・家族と相談し、入院に対する気持ちが変わったときにいつでも医療保護入院を相談できるように話し合っておくことが大切です。家族との相談について詳しくは、次ページのCOLUMNも参考にしてください。

妊産婦自殺・母子心中を防ぐためのキーポイント

 精神科につないでも、受診が途絶えてしまうことがあるので注意が必要です

Gさんは産科医療機関からつないだQクリニックでの受診が途絶えていました。また、その状況を保健師も把握できていませんでした。症例6でも述べましたが、連携したあとも、その連携が機能しているか、つないだ側の意識的なモニタリングが有益です。一般に、産後1カ月健診のあとは産科医療機関でのフォローアップは終了しますが、このよう

なケースではその後も助産師外来を予約して本人のモニタリングを継続するなど、さまざまな機関のセーフティネットで本人・家族をサポートすることが重要と考えられます。

 自殺のリスクがあるとき、家族が24時間見守って安全を確保するのは不可能と考えるべきです

入院に同意しない家族が「24時間付き添って本人を見守ります」と申し出ることがあります。しかし、家族が24時間、本人から目を離さずに安全を見守ることは不可能です。自殺企図が懸念される際に、家族のみに見守りをさせるのは危険です。本人から24時間目を離さずに本人の安全を見守ることは不可能であると、しっかりと家族に伝えることが重要です。家族に見守ってもらえば大丈夫と考えることなく、安全確保のための入院を積極的に検討していく必要があります。

 家族が本人の言いなりになって入院の同意を得られない場合は、本人・家族と根気強く話し合っていくことが大切です

自殺の危険があり、本人の安全確保のために入院が必要と判断される場合に、本人が入院を拒否することは非常に多くあります。本人が入院を拒否していても、家族が同意すれば医療保護入院が可能ですが、家族も本人の意思につられて同意してくれないことが多々あります。自殺企図のリスクが高い状態のまま外来で無理にフォローアップすることは危険です。そのような場合には、入院について家族を根気強く説得することが重要です。

-COLUMN-　患者・家族と治療者による双方向性の
治療方針決定（shared decision making；SDM）」

医療者が良いと思う選択肢が、患者・家族が良いと思う選択肢と異なることは少なくありません。治療の意思決定を行う際には、患者・家族が納得したうえで選び、その結果に満足できるような選択肢を選ぶ必要があります。そのような選択肢を、医療者と患者・家族が「診療方針決定において重要と考えていること（医療者の場合はエビデンスや診療経験）」を共有して相互理解を目指し、患者・家族の価値観や人生において重視していることなど、個別的な事項を共有した結果、患者・家族自身で自らに最適な選択をできるようサポートしていくのがSDM[7]です。

無治療だった統合失調症が悪化して、産褥精神病になったHさん

Hさんは妊娠中、分娩時に問題なく、入院中も産科医と看護師はとくに異常を感じませんでした。Hさんには精神疾患の既往もありません。

産後1カ月健診時のEPDSは10点（項目10は0点）と高値でしたが、児には愛情深く、世話もしっかりとできていました。本人に精神状態を確認しても「大丈夫です」と述べるだけで、あまり語らないため、詳細を確認できませんでした。助産師は「おとなしいが、ちょっと変わった感じがする」という感覚をもちましたが、それほどうつが深刻な雰囲気もないように思いました。念のため助産師は、本人の了承のもと地域の親子保健担当保健師に連絡をとり、本人・家族のサポートを依頼しました。

その後、保健師は新生児訪問をしました。訪問時のEPDSは9点、赤ちゃんへの気持ち質問票の回答結果に気になる点はありません。保健師は助産師と同様に、Hさんに対して〝ちょっと変わった感じ〟がしましたが、本人からはとくに困っている様子は語られませんでした。念のため保健師は、定期的に電話訪問することとし、産後10週の電話訪問の際にもとくに問題ありませんでした。

ところが、産後3カ月の電話訪問の際に、Hさんから「子どもが泣いてばかりいます。私のせいです。隣に住む人が『あの女は子どもを虐待しているから警察に通報する』と言っています。『あの女は死んだほうがいい』とも言ってきます」と話しました。

 気づく

Hさんのただならぬ精神状態を感じ取った保健師は「お話をうかがっているととてもつらそうで心配です（Talkの原則のtell）。直接お会いして、いまのつらい状況を解決するために一緒に話したほうがよいと思います。お宅にうかがってもよいですか」と提案し、Hさんは「ありがとうございます。すみませんが、お願いします」と答えました。保健師は急いでHさんを自宅訪問しました。Hさんは泣いている児へ対応することもなく、茫然自失とした表情でした。家の窓のカーテンはすべて閉じられ、照明もつけず、家の中は薄暗い状態でした。

支える

　保健師が「さっきのお電話でもおっしゃっていましたが、赤ちゃんが泣いているのがつらいですか」とたずねると、Hさんは「私のせいで泣いているんです」「近所の人が警察に通報して、警察も私をマークするようになっています。監視されているので、こわくてカーテンを閉めています」と述べました。「警察に通報されてマークされているとおっしゃいましたが、警察に何か言われたんですか」とたずねると、「隣の人や警察官が『あいつは子どもを虐待している』とか『逮捕しなければいけない』と言う声が昼も夜も聞こえます。隣の人は毎日、『子どものためにも、あの女は死んだほうがいい』とも言ってくるんです」、そして「死んだほうがいいと言われ続けているので、『死んだほうがいいのかな』と思っています」と答えました。保健師が「そういう死のうという気持ちは我慢できますか」とたずねると（Talkの原則のask）、「死ねと言われ続けているのでそうしようと思う気持ちと、でも、自分が死んだらこの子も夫も両親も悲しむだろうと思う気持ちもあって、なんとか過ごしていました」と答えました。保健師は「Hさんがそのようなつらい状況にあることがわかって、今日お会いできてよかったです。いまのつらい状況を一緒に解決していきたいです」と声をかけました（Talkの原則のtell）。

　Hさんの話は幻聴にもとづく被害妄想だと思われましたが、Hさんにとっては幻聴が事実としてあるため、その内容を否定せずに傾聴しました（Talkの原則のlisten）。保健師が「いつから近所の人や警察の声がしていましたか」とたずねると、「1カ月くらい前からですが、この1週間くらいひどいんです。夜中も話しているので、怖くて眠れません」と答えました。

 つなぐ

保健師から精神科医療機関へ「つなぐ」

　保健師は、緊急の精神科対応が必要であると判断しました。夫と連絡をとり、入院の必要がありそうなので、これからHさんと一緒に精神科を受診することと、夫も至急来てほしいことを伝えました（Talkの原則のkeep safe）。Hさんが入院となった場合、夫の両親の家で児を預かってもらうことになりました（Talkの原則のkeep safe）。そして、P病院精神科を受診し、同日、夫の同意のもと同院に医療保護入院となりました。

　次のページにあるのは、その際に保健師が記入した「こころサポートシート」と「周産期の自殺リスク評価票」です。

お母さんの名前（　　H　　）　　子どもの名前（　　○○○○　　）
◎ EPDS＿＿10＿＿点　　　　　◎ EPDS の質問 10＿1＿点
◎精神科既往　　　　　（あり）・なし
◎治療状況　　　　　通院歴あり・通院中・未受診・（治療中）・治療中断
　　診断名＿＿＿＿＿　　医療機関＿＿＿＿＿　　服薬状況＿＿＿＿＿
◎身体疾患の既往　　　　あり・（なし）
◎治療状況　　　　　通院歴あり・通院中・未受診
　　診断名＿＿＿＿＿　　医療機関＿＿＿＿＿　　服薬状況＿＿＿＿＿

◎赤ちゃんへの気持ち質問票、育児支援チェックリストで気になること
　　赤ちゃんへの気持ち質問票・育児支援チェックリストでとくに気にすべきリスク因子なし。児への愛着は良好。

◎母を取り巻く環境で気になること
　　特記すべきリスク因子なし。夫・家族との関係性およびサポートは良好。

◎会ったときの母の様子（うつ、不安が強い、困ったときに SOS を出せないなど）
　　マイペースな感じ。受け答えはできるものの、疎通性がやや悪い印象。

◎子育てについて（愛着、育児スキルなど）のリスク因子・保護因子
　　愛着は良好。育児スキルも問題なし。児の泣きに対してはパニックになることがあったものの、精神症状が落ち着けば、育児を行う余裕が出てくることが期待できる。

◎お母さんについて、上記以外のリスク因子・保護因子
　　「あいつは子どもを虐待している」「逮捕しなければいけない」「死んだほうがいい」などの被害的な内容の幻聴あり。「死んだほうがいい」との幻聴に、本人も「死んだほうがいいのかな」と思ってしまっている。

◎お子さんについて心配なこと
　　母の入院中、児は義父母宅で預かってもらう。

◎利用する資源
　　現在のところ本人・家族からの希望なし。

◎今後の支援プラン
　　本人は P 病院精神科に医療保護入院。退院後は、義父母宅で児と一緒の時間を徐々に増やして、児との生活に慣れていく予定。入院中の児の世話は義父母がする。退院後も本人・児・夫のサポートを継続していく。

SAD PERSONS スケール

☐ うつ状態

☐ 自殺企図の既往　　　☐ 自殺企図　　　☐ 自傷

☐ アルコール・薬物の乱用

☑ 幻覚・脳器質症候群、精神病状態

☐ 社会的援助の欠如

 ☐ 職場での孤立　　　☐ 乏しい家族関係　　　☐ 失業　　　☐ 社会経済的地位の低下

 ☐ 経済的損失　　　☐ 病気・けがによる生活への影響　　　☐ 予想外の失敗

 ☐ 配偶者のドメスティックバイオレンス

 ☐ 他者の死の影響（重要なつながりがあった人の死）

 ☐ 不安定で乏しい治療関係

☐ まとまった計画

 ☐ 致死性の高い手段（縊首、飛び降り、ガスなど）　　　☐ 複数の手段の併用

 ☐ 手の込んだ計画・強い／動揺する自殺念慮

☐ 配偶者がいない

 ☐ 未婚　　　☐ 離婚　　　☐ 別居　　　☐ 配偶者との死別

☐ 身体疾患

 ☐ 慢性・消耗性の疾患　　　☐ 生活に大きな支障がある

 ☐ 大きな苦痛を感じている

SAD PERSONS スケールに含まれない重要なリスク因子

☐ 自殺の家族歴　　　☐ 喪失体験　　　☐ 幼少期の虐待の既往　　　☐ 事故傾性

☐ 自殺に関連した性格・パーソナリティの傾向

 ☐ 依存的　　　☐ 敵対的　　　☐ 衝動的　　　☐ 強迫的　　　☐ 抑うつ的　　　☐ 反社会的

赤信号サイン

☑ 急激な精神症状の出現　　　☐ 自分を傷つけたいという観念や行動

☐ 母親としての不全感の出現や持続、児に対する忌避

黄色信号サイン

☐ 精神病の既往　　　☐ 精神疾患の家族歴（とりわけ、双極性障害、産褥精神病）

その後の経過

　Hさんは、P病院精神科で産褥精神病と診断され、抗精神病薬による治療を受けました。また、Hさんはもともと10代後半から被害的な内容の幻聴があったり、つねに誰かに見張られているような気配を感じていたりしていたとのことで、担当医はHさんがもともと統合失調症であったと判断しました。耳鳴りは10代後半からずっと続いていて、時々、自分の悪口を言う声も聞こえていたとのことで、無治療の統合失調症が産後に増悪したものと考えられました。

　薬物療法により幻聴や被害妄想は改善し、3週間後に退院となりました。同院の精神科外来でフォローアップされながら、自宅で療養しつつ、日中は義父母宅で児と一緒に過ごす時間を徐々に増やしていきました。日中児と過ごしていてもとくに問題がないため、義父母宅で泊まって一緒に過ごすことも試みて、問題なく生活できていました。そのため、児を自宅に引き取り、一緒に過ごすようになりました。

　外来でも抗精神病薬投与が継続されましたが、内服治療をしていれば、幻聴や耳鳴りは消失し、育児も問題なくできていました。P病院での治療は継続することとなり、また、保健師もHさんが日常生活で困ることがないか、定期的に電話訪問や健診時の面接で確認し、フォローアップすることになりました。

まとめ

　無治療の統合失調症が産後に悪化し、産褥精神病となったケースです。

　被害的な内容の幻聴、とくに「死んだほうがいい」などの幻聴に影響されて、自殺や母子心中に至ってしまうことがあるため、急性の精神状態には迅速な精神科治療の導入が必須です。このような急性の精神病症状は、抗精神病薬の治療により症状の改善が期待できます。

　このようなケースでは、退院後の本人・家族へのサポートも重要です。退院と同時に他のお母さんと同じように全面的に子育てをするのは負荷が大きすぎるので、段階的に児と一緒に過ごす時間を増やしていくのもよいでしょう。もともとあった統合失調症の症状は慢性的なもので、今後も治療を継続する必要があります。統合失調症のある母親すべてが育児困難をもつわけではありませんが、経過によっては育児困難を生じてくる可能性があるため、家族全体への支援も長期的に考えていく必要があります。

妊産婦自殺・母子心中を防ぐためのキーポイント

Point **産後うつだけでなく、産褥精神病など他の周産期精神障害でも EPDS は高値になります。また、EPDS の点数が低かったとしても、徐々に精神状態が悪化していくことがあります**

　EPDSが高値になるのは産後うつだけではありません。産褥精神病でも高値になることがあります。産褥精神病の場合は、うつ状態が全面に出ないことも多くあります。重症化すると被害妄想や幻聴の症状を本人が訴えますが、徐々に進行していく場合は、スタッフが本人と接した際に〝違和感〟を感じる程度にとどまることがあります。産褥精神病の早期発見には、そのような〝違和感〟に親子保健関係者が高い感度をもつことが重要です。そのような人は、自分から症状を語らないこともあります。一見うつ状態がないため、対応の必要性を見過ごされることもあります。

　「このお母さん、なにか気になるな」と感じた場合は、1カ月健診でフォローアップを終了とせずに、その後も積極的に助産師外来などで対応するとよいでしょう。さまざまな職種と機関のセーフティネットによるサポートが、痛ましい妊産婦自殺や母子心中を防ぐことにつながります。

Point **急性に悪化した幻覚・妄想状態には、緊急の精神科対応が必要です**

　妊産婦が急性に悪化した幻覚・妄想状態にある場合は、精神科での緊急対応が必要となります。このような緊急のタイミングを見過ごさずに適切に対応することで、産褥精神病の母親の自殺を防げます。

精神科治療の中断など、医療機関での情報共有が不十分だったIさん

　Iさんは、大学生のとき、当時交際していた相手と別れたあとにうつ状態となり、心療内科を受診しました。うつ病と診断され、3カ月ほど通院して抗うつ薬を内服していましたが、自己判断で内服と通院を中断しました。その後、人間関係のストレスなどで抑うつ状態となることはあったものの、心療内科・精神科には通院しませんでした。

　その後、交際していた男性との間に予期せぬ妊娠をしました。中絶するか悩みましたが、男性や両親から説得され、妊娠14週に入籍し、男性宅で同居を始めました。妊娠さえしなければその男性とは結婚したくなかったという思い、子どもは欲しくなかったという思いが強く、入籍後は男性との口論が絶えず、うつ状態となりました。男性宅近くのPメンタルクリニックに通院し、抗うつ薬を処方されましたが、胎児への影響を心配して内服も通院も自己中断しました。妊娠24週に不安・抑うつ状態が強まり、日中、不安焦燥感のため家で過ごすのがつらくなったため、Pメンタルクリニックを再診しました。抗うつ薬の内服が必要であることを説得されましたが、Iさんは内服を拒否し、「どうしても耐えられなくなったときのために、頓服で安定剤をください」と要望しました。Pメンタルクリニックの主治医は、頓服薬でロラゼパムを処方しました。その後、Pメンタルクリニックへの通院は再び途絶えました。

　Iさんは、Qレディースクリニックで妊婦健診を受けていましたが、分娩管理のためR病院産科に紹介され、通院するようになりました。R病院を初診した際のメンタルヘルスのスクリーニングではEPDSが8点（項目10は1点）であり、助産師が精神状態について問診したところ、Iさんは「時々すごく不安になることはありますけど、大丈夫です」と答えました。Qレディースクリニックは、IさんがPメンタルクリニックに通院していたことを把握していましたが、精神科治療が途中で途絶えていたため、Iさんの精神面についてR病院に申し送りしていませんでした。R病院の助産師が精神科の既往をたずねたところ、「"不安障害"で、妊娠した最初の頃だけ通っていましたけど、いまは通っていません」と答えました。R病院のスタッフは、Iさんの精神面はとくに心配なさそうだと判断し、精神面への介入はとくに行いませんでした。

　Iさんと夫の不仲は続き、妊娠中期以後、Iさんの不安・抑うつ状態は悪化しました。妊娠についても非常に後悔し、「堕ろせばよかった」と悩むようになっていました。

気づく

　Iさんは、妊婦健診の面接で助産師と話しているうちに、不安な気持ちから涙が止まらなくなりました。助産師は、Iさんのメンタルヘルスの状態が不調であることを感じ取り、二質問法でアセスメントすることにしました。「一日中つらい気持ちが続いていますか」には「はい」、「赤ちゃんが生まれてからのこととか、楽しいことを考えたり、いままで楽しみだったことを楽しめたりしていますか」には「いいえ」、「それは一日中ずっとですか」には「はい」と答えました。また、メンタルヘルス不調の期間について「そういう状態は長い間続いていますか」とたずねると、「妊娠してからずっとです」と答えました。助産師はIさんがうつ状態であると考えました。さらに、「つらくてしようがなくなってしまうことはありますか？」とたずねたところ（Talkの原則のask）、Iさんは「もう自分でもどうしたらいいかわからないんです。死んだら楽になるかなと思います」と答えて泣き崩れました。

 支える

　助産師は、Iさんのつらい気持ち、子どもを育てていけるかという不安、夫との関係の悩みについて傾聴しました（Talkの原則のlisten）。助産師は「Iさんのいまのつらい気持ちが少しでも楽になってもらえるようにお手伝いしたいです」と伝えました（Talkの原則のtell）。

 つなぐ

　助産師は、この状況を放置することは危険と考え、本人の安全確保のためにも精神科につなげてサポートする必要があると判断し（Talkの原則のkeep safe）、「この病院に精神科があるので、そこの先生に相談してみるとよいと思いますよ」と伝えました。Iさんは、R病院の精神科受診に同意しました。

その後の経過

　R病院精神科の担当医は、Iさんがうつ病の状態であると診断しました。Iさんには、「いまはうつ病の状態です」「精神科で悩みについて相談しながら、産科スタッフと一緒に不安なことについて相談していきましょう」「抗うつ薬は妊娠中に内服しても問題ないと考えられ、いまは薬を飲むメリットとデメリットの両方から考えて、飲んだほうがよいで

しょう」と説明しました。

それから、Pメンタルクリニックから診療情報提供書を取り寄せて、Iさんがうつ病の治療を受けていたことが判明しました。R病院精神科でうつ病の治療を受けることで、Iさんの自殺念慮も改善していきました。R病院の担当医は、Iさんの了承のもと地域の親子保健担当保健師にも連絡し、保健師も妊娠中からIさんの相談に対応することになりました。

次のページにあるのは、そのときに保健師が記入した「こころサポートシート」と「周産期の自殺リスク評価票」です。

Iさんは、うつ状態が改善するにしたがって、次第に状況を肯定的にみられるようになり、お腹の子への愛着も少しずつ増えていきました。助産師・保健師・精神科主治医などの関係者は、そのようなIさんの気持ちをエンパワメントしました。

その後、Iさんは無事に出産し、夫との関係も入籍直後よりも改善し、平穏に児を交えた生活を家族で送れるようになりました。

> ## まとめ

妊娠中にうつ状態になりクリニックを受診したものの、治療を自己中断してしまい、その後うつ状態が悪化したケースです。

妊婦健診を担当する産科医療機関が変わったことで、Iさんの精神状態や既往の把握が遅れ、うつ状態が悪化してからようやく気づかれました。地域の産科診療所で妊娠管理されていた妊婦が、分娩のために別の産科医療機関に移った際には、精神科治療についての診療情報の受け渡しにも留意しなければなりません。

このケースでは、当初、Iさんは妊娠に悩み、夫との不仲からうつ病になっていました。また、胎児への愛着もあまり良くありませんでした。しかし、親子保健関係者によるサポートを通して状況を肯定的にみられるようになり、胎児への愛着も改善していきました。

メンタルヘルス不調の妊婦のなかには、当初お腹の子へ愛情がわかないことに戸惑う人も少なくありません。しかし、多くの場合、経過とともに愛着が芽生え、出産後には愛情深く児に接することができるようになります。親子保健関係者は、妊娠に悩み、児への愛着の乏しさに戸惑う妊婦に対しても、その気持ちに寄り添い、ポジティブな面がみられたときにはエンパワメントしていくとよいでしょう。

お母さんの名前（　　Ⅰ　　）　　子どもの名前（　　○○○○　　）

◎ EPDS＿8＿点　　　　　　　◎ EPDS の質問 10＿1＿点

◎精神科既往　　　　（あり）・なし

◎治療状況　　　　　通院歴あり・（通院中）・未受診・治療中・治療中断

　　診断名＿うつ病＿　　医療機関＿Ｐメンタルクリニック＿　服薬状況＿＿抗うつ薬＿＿＿

◎身体疾患の既往　　　　あり・（なし）

◎治療状況　　　　　通院歴あり・通院中・未受診

　　診断名＿＿＿＿＿　　　医療機関＿＿＿＿＿　　　服薬状況＿＿＿＿＿

◎赤ちゃんへの気持ち質問票、育児支援チェックリストで気になること

　　妊娠中のため未実施

◎母を取り巻く環境で気になること

　　夫との不仲。予期せぬ妊娠。中絶するか悩んでいたが、現夫・両親に説得されて入

　　籍した。結婚と妊娠継続を後悔している。

◎会ったときの母の様子（うつ、不安が強い、困ったときに SOS を出せないなど）

　　憂鬱そうな硬い表情

◎子育てについて（愛着、育児スキルなど）のリスク因子・保護因子

　　妊娠中。胎児への愛着は乏しい。

◎お母さんについて、上記以外のリスク因子・保護因子

　　Ｐメンタルクリニックでうつ病の治療を受けていたが自己中断した。

◎お子さんについて心配なこと

　　妊娠中から出産後の児への愛着。

◎利用する資源

　　現在のところなし。

◎今後の支援プラン

　　定期的に面接し、家庭の悩みの相談などに対応し、Ⅰさんの気持ちに寄り添っていく。

　　本人の精神状態を確認し、サポートしていく。胎児への気持ちについては、ポジティ

　　ブな面が面接中にあればエンパワメントしていく。

SAD PERSONS スケール

☑うつ状態

□自殺企図の既往　　　□自殺企図　　　□自傷

□アルコール・薬物の乱用

□幻覚・脳器質症候群、精神病状態

□社会的援助の欠如

　　　　□職場での孤立　　☑乏しい家族関係　　　□失業　　　□社会経済的地位の低下

　　　　□経済的損失　　　□病気・けがによる生活への影響　　　□予想外の失敗

　　　　□配偶者のドメスティックバイオレンス

　　　　□他者の死の影響（重要なつながりがあった人の死）

　　　　□不安定で乏しい治療関係

□まとまった計画

　　　　□致死性の高い手段（縊首、飛び降り、ガスなど）　　　□複数の手段の併用

　　　　□手の込んだ計画・強い／動揺する自殺念慮

□配偶者がいない

　　　　□未婚　　　□離婚　　　□別居　　　□配偶者との死別

□身体疾患

　　　　□慢性・消耗性の疾患　　　□生活に大きな支障がある

　　　　□大きな苦痛を感じている

SAD PERSONS スケールに含まれない重要なリスク因子

□自殺の家族歴　　　□喪失体験　　　□幼少期の虐待の既往　　　□事故傾性

□自殺に関連した性格・パーソナリティの傾向

　　　　□依存的　　　□敵対的　　　□衝動的　　　□強迫的　　　□抑うつ的　　　□反社会的

赤信号サイン

□急激な精神症状の出現　　☑自分を傷つけたいという観念や行動

□母親としての不全感の出現や持続、児に対する忌避

黄色信号サイン

□精神病の既往　　　□精神疾患の家族歴（とりわけ、双極性障害、産褥精神病）

妊産婦自殺・母子心中を防ぐためのキーポイント

 向精神薬の自己中断に注意が必要です

　胎児への影響を心配して、抗うつ薬の内服を嫌がる妊婦は多いです。治療を自己中断して、うつ状態が悪化し、自殺念慮が高まってしまうこともあります。妊婦にうつ病の薬物治療が必要な場合には、内服のメリットがデメリットを上回ることを説明し、共同意思決定（p102参照）の考え方にもとづいて、胎児への影響を心配する気持ちに共感しつつ、本人と一緒に薬を飲む選択肢について考えるとよいでしょう。産科医療機関が精神科への通院を把握した際には、治療が自己中断されていないかを定期的に確認することが望まれます。

Point **転医の際には、送る側も受ける側も精神科治療歴についての情報をやりとりすることが大切です**

　既往歴を聞いても、本人が正確に言わないことがあります。本人があえて本当のことを言わないこともありますし、本人が正確な診断名や治療内容を把握していないこともあります。そうすると、医療機関が移るときに、精神科の診療情報が伝わらずに、精神面のケアが滞ってしまうことがありえます。精神科治療についてはできるだけ正確に申し送りし、送る側の産科医療機関が精神科医療機関に依頼して、送り先の産科医療機関へ診療情報提供書を送ってもらうようにするとよいでしょう。また、受ける側の産科医療機関も、治療を行っていた精神科医療機関から診療情報提供書をできるだけ早い段階で送ってもらうよう意識しておくとよいでしょう（理想的には、精神科治療歴があれば診療情報提供書を必ず送ってもらうように、受ける側の産科医療機関からに本人に伝えてもらうとよいと思います）。

児の死亡などストレスが重なり、産褥精神病を発症したJさん

　Jさんは、幼少期から両親の喧嘩の耐えない家庭で育ちました。激昂した父が母に暴力をふるい、Jさんが泣きながら仲裁に入ることもしばしばでした。

　Jさんは喘息の持病があり、発作を起こすと、両親が心配して一生懸命背中を擦るなど看病をしてくれました。発作があると両親が自分のことを心配してくれ、両親の喧嘩が減るため、自分でも気づかぬうちに喘息発作が頻繁に起こるようになり、学校を休むことも多くなりました。中２、中３の時期はひどいいじめにあい、不登校になりました。通信制高校に入学後は、家でリストカットをするようになりました。リストカットをしていると、気持ちがすっきりとしていました。

　高校卒業後は短大に入学し、一人暮らしをするようになりました。在学中は、アルバイト先でつねに同時に数人の男性と交際していました。一人の男性に見捨てられるのが不安で、〝保険〟として複数の交際相手がいないと不安だったのです。交際相手との関係がもつれるたびにリストカット癖が悪化していました。短大卒業後、事務職として会社に就職し、職場で知り合った男性と交際３カ月で予期せぬ妊娠が判明しました。Jさんは当初中絶をするつもりであったが、男性から結婚を申し込まれ、結婚を決意しました。

　Ｐ病院産科に通院していて、妊娠32週に児の子宮内死亡がわかりました。児を出産後、助産師がグリーフケアを実施しました。Jさんは不眠を訴えていたため、産科医が睡眠導入薬を処方しました。強い抑うつ感はあるものの、出産した児を失った大きな悲しみによる反応と考えられ、明らかな精神異常は認められず、退院となりました。

　退院後、JさんからＰ病院に「ジョギングをしたいのだけれど、やっていいか」「便秘がひどいが、いままで飲んでいた便秘薬を普通に飲んでも大丈夫か」などの問い合わせがありました。当直医は、やりとりにちぐはぐな感じを受けたものの、質問に対応して本人も納得したため電話を切りました。産後13日に「頭が痛い。めまいがする」と訴え、産科を受診しました。産科医が診察したがとくに問題なく、頭痛薬が処方され、帰宅となりました。

　退院後のJさんは、これまでにないくらい頻繁に掃除をするようになっていました。ちょっとでも物が置いてあると、とても気になって片づけずにいられなくなりました。また、気分の波が激しく、些細なことで夫を責め立てました。夫は、子どもを失った悲しみでつらいのだろうと妻を思いやり、とくに反論せずにJさんに謝ってなだめていました。

産後17日に、夫が子どもの位牌の前に物を置きっぱなしだったことにJさんが「○○（亡くなった児の名前）をないがしろにしている」と激昂し、「もうお前とは一緒にいたくない。○○のところに行く」と、位牌を持ってマンションの屋上に行って飛び降りようとしました。屋上で夫がJさんを必死に止め、なんとかなだめました。30分くらいしてようやく少し落ち着いたところで、「P病院に行って診てもらおう」と夫が言い、Jさんはそれに応じました。P病院には「妻がマンションの屋上から飛び降りようとした。診てほしい」と夫から連絡がありました。

 気づく

最初に電話に出た産科医は、Jさんの生命が脅かされるような精神状態にあり、ただちに精神科の診察が必要と判断し、精神科のオンコール医師に連絡をとり受診を依頼しました。すぐに受診できることとなり、Jさんは夫に伴われP病院の救急外来を受診しました。

 支える

Jさんは、精神科医の診察で「赤ちゃんに会いたいんです。会いたくなってどうしようもなくなるんです」と述べました。精神科医はJさんの子どもを失った悲しみに共感し、Jさんの思いを傾聴しました（TALKの原則のlisten）。「本当だったら、授乳や赤ちゃんのお世話で大忙しのはずなのに、いまの私には赤ちゃんがいない。暇で好きなことができる。そんな自分の存在に罪悪感を感じてしまいます」などと、いまのつらさを語りました。また、「頭のなかで『死んでくれてよかったね』『お前は早く○○のところに会いに行かなきゃだめだよ』と思ってしまってこわくなります。思ってしまうのか、声が聞こえるのか、よくわからないんですが」と話しました。会話は続きます。

精神科医「いつからそういう思いや声がありますか」

Jさん　「この1週間くらいです」

精神科医「妊娠前とか、いままでにそういう思いが湧き起こったり、声がしたりしたことはありましたか」

Jさん　「いいえ、ありませんでした。最近になってはじめてです」

精神科医「今日、マンションの屋上から飛び降りようとしたそうですが、いまも死にたい気持ちはありますか」（TALKの原則のask）

Jさん　「死にたい気持ちは小さい頃からずっとあるんです。でもいまは、夫と喧嘩すると、自分が抑えられなくなってしまいます」

精神科医「いまは気持ちがとてもつらくて、そのように思ってしまうかもしれませんが、時間の経過とともに気持ちもだんだんに整理されていくでしょうし、気持ち

もだんだん楽になっていくと思います。私はJさんに死んでほしくないですし、医者としてJさんが少しでも早く気持ちが楽になっていってもらえるようにお手伝いしたいです」（TALKの原則のtell）。

精神科医「いま、Jさんがつらくてしようがなくなってしまうような気持ちは、だんだん楽になっていくことが期待できるのですが、今日のように自殺を試みてしまうと、とりかえしのつかないことになりかねません。Jさんが死んでしまったら、旦那さんも、亡くなったお子さんも、お父さんもお母さんも皆悲しみます。精神科の病棟は安全を守れます。死にたくなったとしても安全が守られているように、しばらく入院したほうが良いと思います」（TALKの原則のKeep safe）

Jさん「入院はしたくありません。今日のはただの喧嘩だったんです。夫が私の神経をさかなでしたからなんです。それさえなければ、私はあんなことしませんでした。入院は絶対にしません」

Jさんは頑なに入院を拒否しましたが、精神科医と夫が長時間にわたって説得し、入院をしぶしぶ承諾しました。

 つなぐ

P病院には精神科病棟がないため、別の医療機関を紹介する必要がありました。この日は土曜日であったため、夫から精神科救急情報センターに連絡してもらい、事情を説明したうえで入院先を紹介してもらうことになりました。その際、精神科医も夫の隣で電話のやりとりを聞きながら、夫がひととおり精神科救急情報センターの精神保健福祉士（PSW）に説明したあとに電話を代わってもらい、いまの精神症状について補足し、出産後ではあるが産科的処置は必要なく、身体的にはまったく問題ないため、精神科病院で通常の一般女性と同様の入院が可能と伝えました。精神科救急情報センターは入院が必要な状態であると判断し、当日の地域の精神科輪番病院であるQ精神科病院に打診し、入院の受け入れが決定しました。

その後、Jさんは夫ともにQ精神科病院を受診しました。

JさんはQ精神科病院に着くや否や、「やっぱり私こんな病院に入院したくない。絶対に嫌だからね」と言いました。夫はJさんをなんとかなだめて、受診手続きを済ませて診察室に連れて行きました。Q精神科病院の精神科医は、Jさんと夫の話を聞きながら医療保護入院の話をしましたが、Jさんは夫に対して激昂して「私はこんなところに絶対に入院しない。お前が私を怒らせるからこんなことになったんだ。もし入院に同意したら、おまえのことを一生恨むからな。離婚だぞ、いいな」などと大声で夫を責め立てました。精神科医は入院の必要性を説明し、夫に医療保護入院への同意を求めましたが、Jさんの激

しい拒否に夫は動揺し、「本当に申し訳ありません。妻がこれだけ嫌がっているので、無理に入院させたら、あとでたいへんなことになってしまいそうです。入院をキャンセルさせてください」と話しました。精神科医は引き続き説得しましたが、結局、Jさんと夫は帰宅しました。帰りの車の中でもJさんと夫は激しい口論となり、困った夫はP病院に電話をかけました。担当医は入院にならなかった事情を聞き、もしJさんの様子から自殺企図が心配なときは連絡するように伝えました。

その後の経過

　翌日の日曜日、Jさんに気分転換をさせようと、夫はJさんを自宅から少し離れた大きな公園に散歩に誘いました。Jさんも外出を希望し、二人はタクシーで公園に向かいました。その際に「〇〇（亡くなった児の名）と一緒にいたい」と言い、妊婦健診など児との思い出のつまった母子手帳をコートのポケットに入れて持参しました。帰宅するとポケットに母子手帳がないことに気づき、Jさんは錯乱状態になりました。「お前が公園に誘ったからこんなことになったんだ。どうしてくれるんだ。馬鹿野郎」と夫を激しくなじり、「私の命よりも大切な〇〇との思い出がなくなった。もう死ぬ」「もうお前とは一緒にいたくない。〇〇に会いに行く」と、マンションの外に出て、車の走っている道路に飛び込もうとしました。夫が必死にJさんを押さえつけましたが、Jさんは泣き叫び続けました。

　夫は、昨日、医療保護入院に同意しなかったことを後悔し、入院させるしかないと思い、P病院に連絡し、担当の精神科医と連絡をとることを希望しました。精神科医が夫に連絡したところ、「妻は昨日以上に具合が悪くて、錯乱状態になっています。道路からなんとか本人を引っ張ってマンションの部屋まで戻りましたが、本人が嫌がっていて病院に連れて行くのは難しそうです」とのことでした。精神科医は話を聞いて、至急の入院が必要と判断しました。夫によると、インターネットで調べた民間の精神疾患患者移送サービスに依頼して、Jさんを病院に連れて行ってもらうとのことでしたが、前日と同じように、精神科救急情報センターに連絡してもらうことにしました。そのあと、精神科医もセンターに連絡し、入院が必要と考えられる旨の申し送りをしました。

　P病院精神科医は、これでようやくJさんの安全が確保されるとほっとしましたが、その2時間後に病院から再度、「Jさんの夫から先生と話がしたいと電話がありました」と連絡が入りました。夫が状況を妻の親に報告したら、妻の両親が急遽遠方の実家から駆けつけて来たとのこと。移送サービスのスタッフが到着する直前にちょうど両親も到着し、妻の実父は「本人がこんなに嫌がっているのに、なんで入院させるんだ。私の前では落ち着いているじゃないか。君と喧嘩して興奮してしまっただけだ。いまの状態だと、君と一緒にいたら火に油を注ぐだけだ。ここは私がしばらく泊まって一緒に過ごして娘を守る。君には申し訳ないけれど、実家にいてくれないか」と言い、移送サービスのスタッフを帰ら

せてしまいました。夫は、妻の父を説得しようとしましたが、「いい加減にしろ。お前は黙ってろ」と怒鳴られました。

精神科医は、夫から実父に電話を代わってもらい、

- 自殺企図を繰り返していて、自殺の再企図の可能性が高い
- 自殺再企図の際に本当に命を失ってしまうこともありうる
- 夫婦げんかがエスカレートしただけのようにみえるかもしれないが、本人の精神状態のベースが悪いゆえに刺激性が高まり、自殺企図が頻発している
- 家族の24時間の見守りによる本人の安全確保は不可能と考えたほうがよい。家族が24時間見守ると言って入院すべきところを拒否し、結果として目を離したすきに自殺してしまうことがある。本人に付き添っていれば大丈夫と楽観視せずに、精神状態がある程度落ち着くまで、守られた精神科病棟で療養したほうがよい
- 自殺企図をしてつらい気持ちを発散したあとは、小康状態になることがよくあるので、一見落ち着いているようにみえても、決して楽観視しないほうがよい
- 本人に言われるがままに希望を叶えてあげようとせず、現在のリスクを理解し、入院の後押しをしてもらいたい

と話し、一生懸命説得しました。しかし、実父は途中から激昂しだし、「娘を長いこと見てきた私が大丈夫だと言っているんだ。ここは私が一緒にいて娘を守る。何が起こってもすべての責任は私がもつ。これ以上、同じことを私に言わせるな」と怒鳴りました。そのあと、実母が電話を代わり、「申し訳ありません。夫は、娘と性格がよく似ていて、こうと決めるとてこでも動かないんです」と話しました。精神科医は、もし本人に危険な状態があったときは警察に連絡してほしいこと、精神症状がまた悪化して心配なときは病院に相談してほしいことを伝えました。そのあと、夫から精神科救急情報センターに入院キャンセルの連絡を入れ、実父が見守ることになりました。

実父母は、懸命に本人に付き添っていましたが、精神的疲労は大きく、翌日にはJさんと実母が激しい口論をしました。Jさんは「誰も私のことをわかってくれないじゃない」と大きな声で叫び、「もういい、病院に入院する」と言って、入院の意思をP病院精神科医に伝えました。P病院精神科医からの紹介で、JさんはQ病院に入院となりました。

Q病院で入院治療を受けたあと、Jさんの精神病症状・抑うつ症状は改善し、1カ月半後に退院となりました。退院後、Q病院外来での通院治療が継続されました。Jさんは出産後から数カ月間の記憶がほとんど飛んでいて、自分が何をしたのか思い出せないとのことでした。精神病症状が落ち着いたあともJさんは〝生きづらさ〟に悩み、同院外来で精神療法による治療を継続することになりました。

　産後に児を失ったストレスなども重なり、産褥精神病を発症したケースです。

　もともと境界性人格障害の特性を有していて、対人関係は不安定な傾向があり、夫とのやりとりでも激昂して自殺企図を繰り返しています。親子保健関係者には一見、境界性人格障害の人の夫婦喧嘩でたいしたことはないのではないかと思われますが、背景には精神病症状があり、衝動性も高まっていて、非常に危険な状態でした。このような状況では、自殺再企図の積極的な防止と精神科治療が必要です。

　精神科担当医が入院治療の導入を試みますが、本人の強い拒否に家族もほだされ、家族も入院に同意せずに、本人の安全確保がうまくいきません。このようなときは、地道に本人・家族の気持ちに寄り添いつつ、一緒にいまある問題について考えていくとよいでしょう。

　境界性人格障害のある妊産婦の激しい感情の波や行動化に、周囲の人が振り回されることがあります。本人のみならず、家族もメンタルヘルス不調に陥ることが少なくありません。また、親子保健関係者の対応も困難を極めることがあります。しかし、本人の困っていることや苦しい気持ちに寄り添いながら、地道に本人・家族を支援していくことが重要と考えられます。

妊産婦自殺・母子心中を防ぐためのキーポイント

Point **境界性パーソナリティ障害のある妊産婦の人間関係のトラブルには、背景に周産期特有の精神症状が隠れていることもあるので注意が必要です**

　自殺企図後は再企図の可能性が高く、積極的に再企図を防止していく必要があります。境界性パーソナリティ障害のある人は、人間関係のトラブルで行動化を起こすことがあり、周囲の人から見ると「いつものこと」と思えるかもしれません。また、医療保健福祉関係者にも、そのような行動化は「些細な人間関係を機に起こったことで、たいした問題ではない」ように思えるかもしれません。しかし、このケースのように、背景に産褥精神病などの重篤な精神症状が隠れている可能性もあります。妊娠期から産褥期は、ホルモンバランスなど生物学的な問題を背景として衝動性が強まることがあり、普段ならちょっとした興奮ですんでいたものが、致死的な行動化につながることもありえます。妊産婦の行動化の問題には、周産期特有の精神症状の可能性にも留意して対応することが重要と考えられます。

Point 産婦自殺は子どものいる母親だけに起こるのではありません。子どもを亡くした母親は産後1カ月の産婦健診以後、〝妊娠期からの切れ目のない支援〟からこぼれ落ちて、精神症状悪化への介入が遅れかねないので注意が必要です

　このケースでは、死産後に精神病症状を発病しています。産婦1カ月健診後に精神症状が悪化した場合、医療機関にも保健機関にも気づかれずに、通常の親子保健のサポートからこぼれ落ちてしまう可能性があります。メンタルヘルス不調で心配なことがあれば、各機関がセーフティネットとなり、積極的に支援することが望まれます（COLUMN参照）。

-COLUMN-　死産・流産・中絶などで児が生存していない場合、
女性のケアは親子保健システムのケアからこぼれ落ちてしまう！

　児が生存していると、保健師が新生児訪問をして母子の状態を確認できます。しかし、このケースのように、児が生存していない場合は、母親にメンタルヘルス不調があったとしても、分娩後の入院中や健診時以外に、親子保健関係者がその状態に気づくのが難しくなります。心配であれば、健診後もフォローアップ期間を長くとる、助産師外来の予約を入れるなど、積極的に対応することで、産科医療機関がセーフティネットの役割を果たします。また、そのようなときは、保健機関や精神科医療機関との連携も重要です。

-COLUMN- 困難事例への対応では、問題解決の糸口が すぐには見えなくても、本人・家族の気持ちに寄り添いながら、 解決に向けて一緒に考えていくことが大切です

　メンタルヘルス不調のある方のなかには、対人関係が不安定で、激しい衝動性、感情の起伏、行動化のある方がいます。周囲の人も本人に振り回されて精神的に疲弊していることが多く、医療スタッフにとっても対応が困難なこともあります。

　症例10においては、家族は本人に一生懸命に接しながら、どうしたらよいか戸惑い、疲弊しています。一方、A病院の精神科担当医がJさんや家族とかかわるなかで、次々と不測の事態が起こります。入院すると言っていたのに直前で夫が入院に反対しだす、今度こそ入院で安全が確保できると思っていたら本人の親が入院を断っていた、などです。また、医療者が一生懸命対応していても、Jさんの実父のように攻撃的な言葉を浴びせる家族もいます。医療者が、Jさんの安全を確保するために入院が必要と考えていても、本人からすれば「精神病院に入れられるなんて怖い」と思うかもしれませんし、家族からすれば「本人がこんなに嫌がっているのに入院させるのはかわいそう」という気持ちになることもあるでしょう。本人・家族の考えは、A病院の精神科医と異なり、時に攻撃的になります。このように、ケアするなかで医療者と本人・家族の考え方が異なる場合に大切なのは、「患者・家族と治療者による共同意思決定（shared decision making；SDM）」です。医療者が一方的に治療方針を決めるのではなく、本人・家族と一緒に治療方針を決めていく、という考え方です。医療者が本人・家族の思いに耳を傾け、心を込めた丁寧な対応をしていくことで、治療上の信頼関係が生まれます。信頼関係を築きながら、本人・家族と一緒に問題解決に向かって考えていくことで、治療方針を巡った決裂が避けられます。そのように一緒に考えていくなかでも、本人・家族（とくに子どもがいる場合）の安全が懸念される場合には、安全確保にしっかりと留意して最善の対応をしていくことが非常に大切です。

　妊産婦のメンタルケアにおいては、対応が困難な事例が時としてありますが、本人・家族の気持ちに寄り沿い、一緒に今ある問題をどうやったら解決していけるかを考えていくことで、きっと良い方向が見えてくるように思います。

第 7 章

予防する
両親学級などでの啓発、
利用できる社会制度・サービス

1. 両親学級などでの啓発
2. 知っておきたい社会制度やサービス
3. 警察への連絡

1. 両親学級などでの啓発

 産後うつ病や産褥精神病は周産期に起こることもあり、その症状がある場合には、早く相談する必要があることを本人・家族に知っておいてもらうことが大切です

これまで〈気づく〉〈支える〉〈つなぐ〉の観点から、自殺のリスクのある妊産婦にどのように対応するかについて述べてきました。

産婦の自殺を予防するには、親子をサポートする親子保健関係者がメンタルヘルス不調の母親に早く気づき、介入していくハイリスクアプローチも重要ですが、一方で、ポピュレーションアプローチの広い視点も必要です。産後うつ病や産褥精神病などのメンタルヘルス不調は周産期に起こることもあり、もしそのような場合は早く相談する必要があるということを、本人・家族に知っておいてもらうことが大切と考えられます。

本人・家族へ伝えるべき大切なことは次のとおりです。

- 周産期には、産後うつ病などのメンタルヘルス不調が多いこと
- 頻度は少ないものの、産褥精神病や、重症の産後うつ病など、命にかかわるようなメンタルヘルス不調もあること
- メンタルヘルス不調のサインがあったときは、ひとりでかかえ込まずに、周りの信頼できる人、相談機関（保健センター、医療機関など）に相談すること
- 上記のことを妊産婦本人だけでなく、周囲の人（パートナー、父母、義父母など）にも知っておいてもらうこと

図7-1は、周産期に起こりうるメンタルヘルス不調について、長野県・山梨県の保健センターの両親学級で説明する際の資料をもとに作成しました。保健センター用ですが、産科医療機関の両親学級でこのような心理教育を行う際にも利用できます。

この両親学級スライドでは、産後うつ病と産褥精神病をとくに取りあげています。その理由は、産後うつ病は非常に頻度が高く、また、産褥精神病は重症化すると産婦自殺や母子心中など命にかかわりうるからです。

「だれでもメンタルヘルス不調になりうること」を知っておいてもらい、もし、産後うつ病や産褥精神病の症状が出現した場合は、直ちに保健師や精神科医療機関に相談する必要があることを説明します。また、精神状態が悪化した場合は、本人がSOSを出すことや自分の精神状態を客観的に考えることが難しいかもしれません。そのような場合は、身近なパートナーからSOSのサインを出してもらうことになるかもしれません。ポピュレーションアプローチとして両親学級は、緊急時のSOSの出し方をあらかじめ本人やパートナーに知ってもらう場として、非常に適していると考えられます。

お母さんやご家族に知っておいて もらいたいこころの不調

- 妊娠中から産後は、ホルモンバランスの乱れや 大きな生活環境の変化、育児の疲れなどで 心身の不調をきたしやすい時期です。

- お母さんやご家族に特に知っておいてほしい こころの不調に、産後うつと産褥精神病があります。

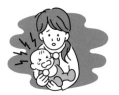

産後うつとは

- 産後2週間以後くらいから、一日中気持ちが沈む ことが数週間続きます。 それまで楽しかったことが楽しめなくなり、 物事に対して意欲がわかなくなったり、 赤ちゃんのお世話もつらくなってしまいます。

- 100人お母さんがいると、その中の十数人の方が 経験する非常に頻度の高い症状です。

- 精神力の問題やなまけとはまったく無関係で、 誰でもなりうる症状です。

もしも産後うつになったら ……しっかりと休む

- 不眠は精神状態の悪化につながります。

- → 無理せずしっかりと休むことが必要です。 夜あまり寝れなかったときは、昼間赤ちゃんが 寝ているときなどにお母さんもしっかりと 休みましょう。

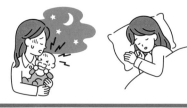

もしも産後うつになったら ……負担を減らす

- 実母などのサポートが得られるならば、積極的に 手助けをしてもらいましょう。

- パートナーの方が育児・家事をすることも大切です。

- 自治体が提供している家事・育児のサポートを 積極的にご利用ください。

妊娠中や産後にもしも こころの調子が悪くなったときは 保健師に相談を！

- こころの調子が悪いとき、お子さんの育児に 悩んだとき、保健師にご相談ください！

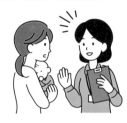

産褥精神病とは

- 産後に物事が不安でたまらなくなったり、 妄想といえるくらい物事を考えすぎてしまったりする ようになる病気です。

- 幻聴などの幻覚や耳鳴りを生じることがあります。

- 強い睡眠不足が何日も続くことをきっかけに 生じることがあります。

- 死にたくなるくらいつらくなることもあります。

- もし上記のようなことが産後急激に起こったときは、 直ちに保健師や精神科医療機関に相談してください。

[図7-1] お母さんとご家族に知っておいてもらいたい、こころの健康のこと

2. 知っておきたい社会制度やサービス

 親子保健関係者は、メンタルヘルス不調の母親が利用できる社会資源について知っ
ておき、積極的に提案することが大切です

　メンタルヘルス不調の母親へのサポートとして環境調整は重要です。本人・家族の意向
を尊重しつつ、環境調整につながる社会資源を積極的に提案するとよいでしょう。ここ
では、利用できる社会制度やサービス、利用する際の連絡窓口を紹介します。とくに医療
ソーシャルワーカーのいない医療機関などでは、看護師・助産師などがソーシャルワー
カーの役割を担うことが多いと思います。どのような社会資源があるのか、どこに相談す
ればよいのかを把握しておくと、環境調整のサポートがスムーズになります。
　社会資源の利用が望まれるようなシチュエーション、および、その際の相談窓口につい
てみていきましょう。

1) 社会資源の利用が望まれる場合と、その相談窓口

(1) 育児負担を減らしたいとき

①一時保育/保育サービス
［連絡窓口］自治体・保育サービス担当課
　※日常的に児を預かってもらえます。

②緊急一時保育
［連絡窓口］自治体母子保健担当課
　※緊急に保育サービスを利用する必要がある場合に利用できます。

③乳児院
［連絡窓口］自治体母子保健担当課または児童福祉担当課
　※児の安全を確保する必要がある場合にも利用できます。

(2) 子育ての悩み・育児不安があるとき
［連絡窓口］自治体母子保健担当課/児童相談所
　※保健師相談を利用できます。

(3) 産後に心身の不調があるとき、
　　育児スキルが心配なとき、育児不安が強いとき

①産後ケア・デイケア・宿泊型
［連絡窓口］自治体母子保健担当課

②訪問助産（助産院など）

［連絡窓口］個々の助産院

（4）DVがあるとき/その他の女性相談

［連絡窓口］女性相談センター

　※産後のDVには、児童相談所でも対応します。

（5）養育不全があるとき/濃厚な養育支援が必要なとき

［連絡窓口］子ども家庭支援センター

　※児童家庭支援センターなど、地域によって名称が異なります。児童相談所が機能を兼
　　ねる地域もあります。

（6）虐待が疑われるとき

［連絡窓口］児童相談所

（7）こころの専門的なサポートが必要なとき

［連絡窓口］自治体精神保健担当課

　※精神保健福祉相談を利用できます。精神科を紹介するまでではない場合や、精神科受
　　診を拒否する場合などに利用するとよいでしょう。自治体の精神保健担当課が月1回
　　などの頻度で実施しています。地域の精神科医が嘱託医として対応しています。精神
　　科受診を拒否するような人でも、自治体の無料相談ということであれば、利用しやす
　　いかもしれません。

（8）子育ての仲間とのつながり

［連絡窓口］自治体の母子保健・児童福祉担当課、地域の子育て支援拠点

　※自治体の母子保健・児童福祉担当課、地域の子育て支援拠点

　※児童館・おでかけひろばなど、就学前の子どもとその保護者が遊び、交流するスペー
　　スが提供されています。また、子育て相談、子育て情報の提供などを行う子育て支援
　　の拠点もあります。

（9）生活に困窮しているとき

［連絡窓口］自治体生活支援課

　※さまざまな公的助成について情報提供してもらえます。

　母親のメンタルヘルス不調で、自宅での療養が困難な場合は入院も選択肢となります。

　母親は一般に、児と一緒にいることを望むことがほとんどですが、児の安全確保のため、医療保護入院や措置入院が適用されることもあります。

（1）任意入院（精神保健福祉法第20条）

　対象は入院を必要とする精神障害を有する人で、本人の同意のもとで入院となります。精神保健指定医の診察は不要です。

（2）医療保護入院（精神保健福祉法第33条）

　対象は入院を必要とする精神障害を有する人で、自傷他害のおそれはないが、任意入院を行う状態にない人です。要件としては、精神保健指定医（または特定医師）の診察、および家族などのうちいずれかの者の同意があれば、本人の同意がなくても入院となります。特定医による診察の場合は12時間までの入院が可能です。

（3）措置入院（精神保健福祉法第29条）／緊急措置入院（精神保健福祉法第33条）

　対象は入院させなければ自傷他害のおそれのある精神障害を有する人です。要件としては、精神保健指定医2名の診断の結果が一致した場合に都道府県知事が入院措置を行います。

　緊急措置入院は、急速な入院の必要性があることが条件で、指定医の診察は1名で足りますが、入院期間は72時間以内に制限されます。

（4）応急入院（精神保健福祉法第33条の7）

　対象は入院を必要とする精神障害を有する人で、任意入院を行う状態になく、緊急性を要し、家族などの同意が得られない人です。

　要件としては、精神保健指定医（または特定医師）の診察が必要であり、入院期間は72時間以内に制限されます（特定医師による診察の場合は12時間までの入院が可能です）。

　精神科への入院の必要な場合に、相談に対応してくれる窓口があります。産科医療機関から連絡する場合、状況によって次のように対応法が異なります。

（1）かかりつけの精神科医療機関がある場合

　まずその医療機関に連絡するとよいでしょう（院内に精神科医療機関が併設されている場合は、精神科に連絡することになります）。

（2）かかりつけの精神科医療機関がない場合、連絡がとれない場合

　平日日中と平日夜間・休日で対応が異なります。

平日日中の場合

　圏域保健所の精神保健福祉担当部署、または市町村自治体の母子保健担当課か精神保健福祉担当部署に連絡するとよいでしょう。

平日夜間・休日の場合

　地域の精神科救急情報センターに相談します。ただし、この窓口は患者・家族用です。担当医からの相談にも対応はしてくれますが、受診できる医療機関を紹介してもらいたい場合は、患者・家族から直接連絡してもらうことになります。なお、患者・家族が現在の状況を精神科救急情報センタースタッフにうまく伝えられないこともありますので、可能であれば、患者を紹介する担当医が医学的な面から患者の状況を説明するとよいでしょう。

　地域の精神科救急は輪番病院体制が敷かれており、各日当番病院があります。当番病院の多くは精神科専門病院であり、妊婦は入院中の身体管理が必要であることから、妊婦の場合は精神科救急情報センターから入院先の紹介をしてもらうことはできません。妊婦で精神科の緊急入院が必要と考えられる場合は、紹介元の産科担当医が、産科を併設する有床総合病院精神科に相談する必要があります。一方、とくに身体管理の必要のない産褥婦が精神科に入院の必要がある場合は、精神科専門病院での入院対応が可能ですので、精神科救急情報センターで入院先を紹介してもらうことができます。

　精神科救急情報センターが対応するのは、平日日中まで待てず、緊急に対応する必要のあるような精神症状を有している場合です。精神科救急情報センターが入院先を紹介する場合、基本的に入院形態は医療保護入院となります。医療保護入院にあたっては家族が入院に同意をすることが必要なため、本人が電話をしたとしても、精神科救急情報センタースタッフは当番病院を紹介する前に家族に同意を確認します。家族が医療保護入院について説明を受け、同意を得られれば、精神科救急情報センターが受け入れ先の当番病院を家

族に伝え、家族が本人をその病院へ連れて行くことになります。

3. 警察への連絡

　自傷・他害のおそれがある場合、警察へ連絡して保護を求めます。警察に保護されたあとに、警察からの通報で措置診察が行われ、措置入院となる可能性があります。

　飲酒・違法薬物使用により精神状態に著しい問題を生じていて、本人の安全確保が必要な場合も、警察へ連絡することになります。ただし、外傷や身体症状がある場合は、まず身体への救急対応が優先されます。

資料

診療報酬上の
インセンティブ
について

周産期のメンタルヘルスケアについて、医療・保健・福祉の連携を推進するために診療報酬上もインセンティブが付与されています。下記のような加算を算定できます。

B009　診療情報提供料（Ｉ）　250 点

注1　保険医療機関が、診療に基づき、別の保険医療機関での診療の必要を認め、これに対して、患者の同意を得て、診療状況を示す文書を添えて患者の紹介を行った場合に、紹介先保険医療機関ごとに患者1人につき月1回に限り算定する。

注12（診療情報提供料における精神科医療連携加算）　精神科以外の診療科を標榜する保険医療機関が、入院中の患者以外の患者について、うつ病等の精神障害の疑いによりその診断治療等の必要性を認め、当該患者の同意を得て、精神科を標榜する別の保険医療機関に当該患者が受診する日の予約を行った上で患者の紹介を行った場合は、精神科医連携加算として、200 点を所定点数に加算する。

※「注12」に規定する精神科医連携加算については、身体症状を訴えて精神科以外の診療科を受診した患者について、当該精神科以外の診療科の医師が、その原因となりうる身体疾患を除外診断した後に、うつ病等の精神疾患を疑い、精神医療の必要性を認め、患者に十分な説明を行い、同意を得て、精神科を標榜する別の保険医療機関の精神科に当該患者が受診する日（紹介した日より1月間以内とし、当該受診日を診療録に記載すること。）について予約を行った上で、患者の紹介を行った場合に算定する。

注9（診療情報提供料におけるハイリスク妊婦紹介加算）　区分番号 B005-4 に掲げるハイリスク妊産婦共同管理料（Ｉ）の施設基準に適合しているものとして地方厚生局長等に届け出た保険医療機関が、ハイリスク妊産婦共同管理料（Ｉ）に規定する別に厚生労働大臣が定める状態等の患者の同意を得て、検査結果、画像診断に係る画像情報その他の必要な情報を添付してハイリスク妊産婦共同管理料（Ｉ）に規定する別の保険医療機関に対して紹介を行った場合は、ハイリスク妊婦紹介加算として、当該患者の妊娠中1回に限り200 点を所定点数に加算する。

※「注9」の加算は、区分番号「B005-4」ハイリスク妊産婦共同管理料（Ｉ）が算定されない場合であっても算定できる。

A237　ハイリスク分娩管理加算（1日につき）　3,200 点

注1　別に厚生労働大臣が定める施設基準に適合しているものとして地方厚生局長等に届け出た保険医療機関が、別に厚生労働大臣が定める患者（第1節の入院基本料（特別入院基本料等を除く。）又は第3節の特定入院料のうち、ハイリスク分娩管理加算を算定でき

るものを現に算定している患者に限る。）について、分娩を伴う入院中にハイリスク分娩管理を行った場合に、1入院に限り8日を限度として所定点数に加算する。

注2　ハイリスク分娩管理と同一日に行うハイリスク妊娠管理に係る費用は、ハイリスク分娩管理加算に含まれるものとする。

通知
（1）ハイリスク分娩管理加算の算定対象となる患者は、保険診療の対象となる合併症を有している次に掲げる疾患等の妊産婦であって、医師がハイリスク分娩管理が必要と認めた者であること。
ア　妊娠22週から32週末満の早産の患者
イ　40歳以上の初産婦である患者
ウ　分娩前のBMIが35以上の初産婦である患者
エ　妊娠高血圧症候群重症の患者
オ　常位胎盤早期剝離の患者
カ　前置胎盤（妊娠28週以降で出血等の症状を伴う場合に限る。）の患者
キ　双胎間輸血症候群の患者
ク　多胎妊娠の患者
ケ　子宮内胎児発育遅延の患者
コ　心疾患（治療中のものに限る。）の患者
サ　糖尿病（治療中のものに限る。）の患者
シ　特発性血小板減少性紫斑病（治療中のものに限る。）の患者
ス　白血病（治療中のものに限る。）の患者
セ　血友病（治療中のものに限る。）の患者
ソ　出血傾向のある状態（治療中のものに限る。）の患者
タ　HIV陽性の患者
チ　当該妊娠中に帝王切開術以外の開腹手術（腹腔鏡による手術を含む。）を行った患者又は行う予定のある患者
ツ　精神疾患の患者（当該保険医療機関において精神療法を実施している者又は他の保険医療機関において精神療法を実施している者であって当該保険医療機関に対して診療情報が文書により提供されているものに限る。）ただし、治療中のものとは、対象疾患について専門的治療が行われているものを指し、単なる経過観察のために年に数回程度通院しているのみの患者は算定できない。
（2）当該加算は、ハイリスク分娩管理の対象となる妊産婦に対して、分娩を伴う入院中にハイリスク分娩管理を行った場合に、8日を限度として算定する。ただし、第2部通則

5に規定する入院期間が通算される入院については、1入院として取り扱うものであること。

（3）1入院の期間中に、区分番号「A236-2」ハイリスク妊娠管理加算を算定するハイリスク妊娠管理とハイリスク分娩管理を併せて行うことは可能であり、ハイリスク妊娠管理加算とハイリスク分娩管理加算を併せ、1入院当たり28日を限度として算定できるが、ハイリスク妊娠管理加算を算定するハイリスク妊娠管理とハイリスク分娩管理を同一日に行う場合には、ハイリスク分娩管理加算のみを算定する。

（4）妊産婦とは、産褥婦を含む。

A236-2　ハイリスク妊娠管理加算（1日につき）1,200点

注　別に厚生労働大臣が定める施設基準に適合しているものとして地方厚生局長等に届け出た保険医療機関が、別に厚生労働大臣が定める患者（第1節の入院基本料（特別入院基本料等を除く。）又は第3節の特定入院料のうち、ハイリスク妊娠管理加算を算定できるものを現に算定している患者に限る。）について、入院中にハイリスク妊娠管理を行った場合に、1入院に限り20日を限度として所定点数に加算する。

通知

（1）ハイリスク妊娠管理加算の算定対象となる患者は、保険診療の対象となる合併症を有している次に掲げる疾患等の妊婦であって、医師がハイリスク妊娠管理が必要と認めた者であること。

ア 妊娠22週から32週未満の早産の患者（早産するまでの患者に限る。）

イ 妊娠高血圧症候群重症の患者

ウ 前置胎盤（妊娠28週以降で出血等の症状を伴う場合に限る。）の患者

エ 妊娠30週未満の切迫早産の患者であって、子宮収縮、子宮出血、頸管の開大、短縮又は軟化のいずれかの兆候を示しかつ以下のいずれかを満たすものに限る。

（イ）前期破水を合併したもの

（ロ）羊水過多症又は羊水過少症のもの

（ハ）経腟超音波検査で子宮頸管長が20mm未満のもの

（ニ）切迫早産の診断で他の医療機関より搬送されたもの

（ホ）早産指数（tocolysis index）が3点以上のもの

オ 多胎妊娠の患者

カ 子宮内胎児発育遅延の患者

キ 心疾患（治療中のものに限る。）の患者

ク 糖尿病（治療中のものに限る。）の患者

ケ 甲状腺疾患（治療中のものに限る。）の患者

コ 腎疾患（治療中のものに限る。）の患者

サ 膠原病（治療中のものに限る。）の患者

シ 特発性血小板減少性紫斑病（治療中のものに限る。）の患者

ス 白血病（治療中のものに限る。）の患者

セ 血友病（治療中のものに限る。）の患者

ソ 出血傾向のある状態（治療中のものに限る。）の患者

タ HIV 陽性の患者

チ Rh 不適合の患者

ツ 当該妊娠中に帝王切開術以外の開腹手術（腹腔鏡による手術を含む。）を行った患者又は行う予定のある患者

テ 精神疾患の患者（当該保険医療機関において精神療法を実施している者又は他の保険医療機関において精神療法を実施している者であって当該保険医療機関に対して診療情報が文書により提供されているものに限る。）ただし、治療中のものとは、対象疾患について専門的治療が行われているものを指し、単なる経過観察のために年に数回程度通院しているのみの患者は算定できない。

（2）当該加算は、1 入院に 20 日を限度として所定点数に加算する。ただし、第 2 部通則 5 に規定する入院期間が通算される入院については、1 入院として取り扱うものであること。

（3）1 入院の期間中に、区分番号「A237」ハイリスク分娩管理加算を算定するハイリスク分娩管理とハイリスク妊娠管理を併せて行うことは可能であり、ハイリスク妊娠管理加算とハイリスク分娩管理加算を併せ、1 入院当たり 28 日を限度として算定できるが、ハイリスク分娩管理加算を算定する日と同一日に行うハイリスク妊娠管理に係る費用は、ハイリスク分娩管理加算に含まれ、別に算定できない。

（4）妊婦とは産褥婦を含まない。

早産指数（tocolysis index）

スコア	0	1	2	3	4
子宮収縮	無	不規則	規則的	−	−
破水	無	−	高位破水	−	低位破水
出血	無	有	−	−	−
子宮口の開大度	無	1 cm	2 cm	3 cm	4 cm 以上

B005-10 ハイリスク妊産婦連携指導料1 1,000点

注1　別に厚生労働大臣が定める施設基準に適合しているものとして地方厚生局長等に届け出た産科又は産婦人科を標榜する保険医療機関において、入院中の患者以外の患者であって、精神疾患を有する妊婦又は出産後2月以内であるものに対して、当該患者の同意を得て、産科又は産婦人科を担当する医師及び保健師、助産師又は看護師が共同して精神科又は心療内科と連携し、診療及び療養上必要な指導を行った場合に、患者1人につき月1回に限り算定する。

注2　同一の保険医療機関において、区分番号B005-10-2に掲げるハイリスク妊産婦連携指導料2を同一の患者について別に算定できない。

通知

(1)「注1」に規定する精神疾患を有する妊婦又は出産後2月以内である患者とは、当該保険医療機関で精神療法が実施されている患者又は他の保険医療機関で精神療法が実施されている患者であって当該保険医療機関に対して診療情報が文書により提供されているものに限る。

(2) 精神療法が他の保険医療機関で実施されている場合については、患者の同意を得て、当該他の保険医療機関との間で当該患者に係る診療情報が相互かつ定期的に提供されていること。

(3) 必要に応じて小児科と適切に連携して診療する体制を有していること。

(4) 産科又は産婦人科を担当する医師又は当該医師の指示を受けた保健師、助産師若しくは看護師が、概ね月に1回の頻度で、患者の心理的不安を軽減するための面接及び療養上の指導を行うこと。

(5) 当該患者への診療方針などに係るカンファレンスが概ね2か月に1回の頻度で開催されており、当該患者の診療を担当する産科又は産婦人科を担当する医師、保健師、助産師又は看護師、当該患者の診療を担当する精神科又は心療内科を担当する医師、保健師又は看護師並びに必要に応じて精神保健福祉士、社会福祉士、公認心理師、市町村若しくは都道府県（以下区分番号「B005-10-2」において「市町村等」という。）の担当者等が参加していること。

(6)(5)のカンファレンスは、初回は関係者全員が一堂に会し実施すること。2回目以降についても、関係者全員が一堂に会し実施することが原則であるが、ビデオ通話が可能な機器を用いて実施した場合でも算定可能である。なお、(5)のカンファレンスにおいて、ビデオ通話が可能な機器を用いる場合、患者の個人情報を当該ビデオ通話の画面上で共有する際は、患者の同意を得ていること。また、保険医療機関の電子カルテなどを含む

医療情報システムと共通のネットワーク上の端末においてカンファレンスを実施する場合には、厚生労働省「医療情報システムの安全管理に関するガイドライン」に対応していること。

（7）（5）のカンファレンスに市町村等の担当者が参加しなかった場合は、その都度、患者の同意を得た上で、市町村等の担当者にその結果を文書により情報提供すること。

（8）当該患者について、出産後の養育について支援を行うことが必要と認められる場合、その旨を患者に説明し、当該患者の同意を得た上で、市町村等に相談し、情報提供を行うこと。

（9）以上の実施に当たっては、日本産婦人科医会が作成した「妊産婦メンタルヘルスケアマニュアル　産後ケアへの切れ目のない支援に向けて」を参考にすること。

（10）当該連携指導料を算定する場合は、区分番号「B009」診療情報提供料（Ⅰ）は別に算定できないこと。

B005-10-2　ハイリスク妊産婦連携指導料2　750点

注1　別に厚生労働大臣が定める施設基準に適合しているものとして地方厚生局長等に届け出た精神科又は心療内科を標榜する保険医療機関において、入院中の患者以外の患者であって、精神疾患を有する妊婦又は出産後6月以内であるものに対して、当該患者の同意を得て、精神科又は心療内科を担当する医師が産科又は産婦人科と連携し、診療及び療養上必要な指導を行った場合に、患者1人につき月1回に限り算定する。

注2　同一の保険医療機関において、区分番号 B005-10 に掲げるハイリスク妊産婦連携指導料1を同一の患者について別に算定できない。

通知
（1）「注1」に規定する精神疾患を有する妊婦又は出産後6月以内である患者とは、当該保険医療機関で精神療法が実施されている患者に限る。

（2）産科又は産婦人科に係る診療が他の保険医療機関で実施されている場合については、患者の同意を得て、当該他の保険医療機関との間で当該患者に係る診療情報が相互かつ定期的に提供されていること。特に、向精神薬が投与されている患者については、当該薬剤が妊娠、出産等に与える影響等の情報について、当該他の保険医療機関に対し適切に提供していること。

（3）必要に応じて小児科と適切に連携して診療する体制を有していること。

（4）精神科又は心療内科を担当する医師が、精神疾患及びその治療による妊娠、出産等への影響について患者に説明し、療養上の指導を行うこと。

（5）当該患者への診療方針などに係るカンファレンスが概ね２か月に１回の頻度で開催されており、当該患者の診療を担当する精神科又は心療内科を担当する医師、保健師又は看護師、当該患者の診療を担当する産科又は産婦人科を担当する医師、保健師、助産師又は看護師並びに必要に応じて精神保健福祉士、社会福祉士、公認心理師、市町村等の担当者等が参加していること。なお、出産後、産科又は産婦人科による医学的な管理が終了した場合については、当該カンファレンスへの産科又は産婦人科を担当する医師の参加は不要であること。

（6）（5）のカンファレンスは、初回は関係者全員が一堂に会し実施すること。２回目以降についても、関係者全員が一堂に会し実施することが原則であるが、ビデオ通話が可能な機器を用いて実施した場合でも算定可能である。なお、（5）のカンファレンスにおいて、ビデオ通話が可能な機器を用いる場合、患者の個人情報を当該ビデオ通話の画面上で共有する際は、患者の同意を得ていること。また、保険医療機関の電子カルテなどを含む医療情報システムと共通のネットワーク上の端末においてカンファレンスを実施する場合には、厚生労働省「医療情報システムの安全管理に関するガイドライン」に対応していること。

（7）（5）のカンファレンスに市町村等の担当者が参加しなかった場合は、その都度、患者の同意を得た上で、市町村等の担当者にその結果を文書により情報提供すること。

（8）当該患者について、出産後の養育について支援を行うことが必要と認められる場合、その旨を患者に説明し、当該患者の同意を得た上で、市町村等に相談し、情報提供を行うこと。

（9）当該連携指導料を算定する場合は、区分番号「B009」診療情報提供料（Ⅰ）及び区分番号「B011」診療情報提供料（Ⅲ）は別に算定できないこと。

A230-4　精神科リエゾンチーム加算（週１回）　300点

注　別に厚生労働大臣が定める施設基準に適合しているものとして地方厚生局長等に届け出た保険医療機関において、抑うつ若しくはせん妄を有する患者、精神疾患を有する患者又は自殺企図により入院した患者に対して、当該保険医療機関の精神科の医師、看護師、精神保健福祉士等が共同して、当該患者の精神症状の評価等の必要な診療を行った場合に、当該患者（第１節の入院基本料（特別入院基本料等を除く。）又は第３節の特定入院料のうち、精神科リエゾンチーム加算を算定できるものを現に算定している患者に限る。）について、所定点数に加算する。ただし、区分番号 A247 に掲げる認知症ケア加算１は別に算定できない。

通知

（1）精神科リエゾンチーム加算は、一般病棟におけるせん妄や抑うつといった精神科医療のニーズの高まりを踏まえ、一般病棟に入院する患者の精神状態を把握し、精神科専門医療が必要な者を早期に発見し、可能な限り早期に精神科専門医療を提供することにより、症状の緩和や早期退院を推進することを目的として、精神科医、専門性の高い看護師、薬剤師、作業療法士、精神保健福祉士、公認心理師等多職種からなるチーム（以下「精神科リエゾンチーム」という。）が診療することを評価したものである。

（2）精神科リエゾンチーム加算の算定対象となる患者は、せん妄や抑うつを有する患者、精神疾患を有する患者、自殺企図で入院した患者であり、当該患者に対して精神科医療に係る専門的知識を有した精神科リエゾンチームによる診療が行われた場合に週1回に限り算定する。

（3）1週間当たりの算定患者数は、1チームにつき概ね30人以内とする。

（4）精神科リエゾンチームは以下の診療を行うこと。

ア 精神科リエゾンチームは初回の診療に当たり、当該患者の診療を担当する保険医、看護師等と共同で別紙様式29の2又はこれに準じた診療実施計画書を作成し、その内容を患者等に説明した上で診療録等に添付する。

イ 精神症状の評価や診療方針の決定等に係るカンファレンス及び回診が週1回程度実施されており、必要に応じて当該患者の診療を担当する医師、看護師等が参加し、別紙様式29又はこれに準じた治療評価書を作成し、その内容を患者等に説明した上で診療録等に添付する。

ウ 治療終了時又は退院若しくは転院時に、治療結果の評価を行い、それを踏まえてチームで終了時指導又は退院時等指導を行い、その内容を別紙様式29又はこれに準じた治療評価書を作成し、その内容を患者等に説明した上で診療録等に添付する。

エ 退院又は転院後も継続した精神科医療が必要な場合、退院又は転院後も継続できるような調整を行うこと。紹介先保険医療機関等に対して、診療情報提供書を作成した場合は、当該計画書及び評価書を添付する。

（5）精神科リエゾンチーム加算を算定した患者に精神科専門療法を行った場合には別に算定できる。

（6）精神科リエゾンチームは、現に当該加算の算定対象となっていない患者の診療を担当する医師、看護師等からの相談に速やかに応じ、必要に応じて精神状態の評価等を行うこと。

（7）平成31年4月1日から当分の間、以下のいずれかの要件に該当する者を公認心理師とみなす。

ア 平成31年3月31日時点で、臨床心理技術者として保険医療機関に従事していた者

イ 公認心理師に係る国家試験の受験資格を有する者

おわりに

　本書は、厚生労働省科学研究費、日本医療研究開発機構の研究事業により、長野県・山梨県で行った産婦自殺・母子心中防止対策をもとに執筆しました。長野県精神保健福祉センター前所長の小泉典章先生をはじめ、産婦自殺・母子心中対策でご一緒させていただきました長野県・山梨県の保健師や親子保健関係者の皆様に心より感謝申し上げます。また、「精神疾患を合併した、或いは合併の可能性のある妊産婦の診療ガイド」（日本産科婦人科学会・日本精神神経学会編）において、妊産婦自殺防止対策の章の執筆でご一緒させていただきました札幌医科大学医学部神経精神医学講座の河西千秋教授から、同ガイド執筆の際に多くの貴重なご意見をいただきました。本書の妊産婦自殺防止のための対応方法には、そのご意見を多く取り入れております。河西先生からは自殺予防学の手法について本当に多くのことを学ばせていただきました。ここに深く感謝を申し上げます。

　私は、産婦自殺・母子心中はゼロを目指せるし、親子保健関係者はゼロに向けて対応していくべきと考えております。一方で、産婦自殺・母子心中対策は、地域の親子保健における従来のケアから独立したものではなく、少しだけプラスアルファしたもの、延長線上にあるものと考えております。私は、産婦自殺・母子心中を防止するケアが、地域の親子保健施策に当たり前に組み込まれていくとよいと願いつつ本書を書きました。

　新しい公共事業を行うには、「ヒト（事業のための新しい人員）・カネ（予算）・ハコモノ（事業を行うための建物）が必要」とよく言われます。本書のもとになった、長野県における妊産婦の自殺対策（関係者の間では「長野モデル」とよばれていました）では、そのようなヒト・カネ・ハコモノを必要としません。日本には世界的にみて非常にすぐれた親子保健システムがあって、妊娠期から切れ目なく親子を支援できるようになっています。「長野モデル」では、このすぐれたシステムを活用することで、妊産婦の自殺予防対策につながることが効果検証で明らかになりました。親子保健関係者がお互いに連携し、リスクのあるお母さんに早く「気づいて」、「支え」、他の機関に「つないで」、力をあわせて親子をサポートしていくことで、痛ましい妊産婦自殺・母子心中を予防できていくのではないかと考えます。

自殺念慮があるなど、悩み苦しむ人への接し方について考えるとき、私は大江健三郎さんの著書で紹介されているシモーヌ・ヴェイユの言葉を思い出します。

　人間にとっていちばん大切な態度というのは何か？　それは他人に向かって、あるいは隣人に向かって、「あなたはどのようにお苦しいのですか」と問いかけることだ。そうヴェイユはいったのでした。彼女のフランス語はQuel est ton tourment？です。英語の翻訳では、少しニュアンスが変わってくるようにも感じられますが、What are you going through？と訳されていました。そのように問うことが人間にとってもっとも美しい、そしてもっとも人間らしいことであるし、そこから行動も始まる、とヴェイユはいっているのでした。
　引用：「癒やされる者」．大江健三郎（1995）：あいまいな日本の私．岩波書店．所収．

　このような態度は、まさに、周産期におけるメンタルヘルスケアにかかわる親子保健関係者にとっても大切であると思います。「この人、心配だな」「気になるな」と思うような妊産婦に対し、「あなたはどのようにお苦しいのですか」と、その人の苦しんでいること、悩んでいることに注意を向け、寄り添う態度を心のなかにもって妊産婦に接するとき、悩み苦しんでいる妊産婦にとってそのスタッフと接したことが貴重な出会いになるでしょうし、苦しい気持ちを打ち明けられる関係性も築かれやすいと思います。悩み苦しんでいる妊産婦が、親子保健関係者とかかわるなかで癒やされ、自殺や母子心中を思いとどまること、そして、本書がそのことに少しでも役立つことに祈りを込め、本書を終わります。

文献

第1章

1) Draper E, et al (2018)：MBRRACE-UK perinatal mortality surveillance report, UK perinatal deaths for births from January to December 2016. The Infant Mortality and Morbidity Studies, Department of Health Sciences, University of Leicester.

2) Heinrich HW (1980) ／総合安全工学研究所訳 (1982)：ハインリッヒ産業災害防止論. 原著第5版, 海文堂出版.

3) 光田信彦 (2015)：妊婦健康診査および妊娠届を活用したハイリスク妊産婦の把握と効果的な保健指導のあり方に関する研究. 平成27年度厚生労働科学研究費補助金成育疾患克服等次世代育成基盤研究事業総括研究報告書.

4) Perry JC, et al (1990)：Psychotherapy and psychological trauma in borderline personality disorder. Psychiatr Ann, 20 (1)：33-43.

5) Oldham JM (2006)：Borderline personality disorder and suicidality. Am J Psychiatry, 163 (1)：20-26.

6) Paris J (1989)：Predictors of suicide in borderline personality disorder. Can J Psychiatry, 34 (1)：8-9.

7) Stone MH (2006)：Management of borderline personality disorder：a review of psychotherapeutic approaches. World Psychiatry, 5 (1)：15.

8) Stone MH (2016)：Long-term course of borderline personality disorder. Psychodyn Psychiatry, 44 (3)：449-474.

9) National Institute for Health and Care Excellence (2018)：NICE Guidelines：Preventing suicide in community and custodial setting.

第2章

1) Cox JL, et al (1987)：Detection of postnatal depression. Development of the 10-item Edinburgh Postnatal Depression Scale. Br J psychiatry, 150 (6)：782-786.

2) 岡野禎治, 他 (1996)：日本版エジンバラ産後うつ病自己評価票 (EPDS) の信頼性と妥当性. 精神科診断学, 7 (4)：525-533.

3) 尾崎紀夫 (2005)：不眠の訴えからうつ病診療へ 一般診療における留意点. 日経メディカル, 3：132-133.

4) Howard LM, et al (2011)：The prevalence of suicidal ideation identified by the Edinburgh Postnatal Depression Scale in postpartum women in primary care：findings from the RESPOND trial. BMC pregnancy and childbirth, 11 (1)：57.

5) Draper E, et al (2018)：MBRRACE-UK perinatal mortality surveillance report, UK perinatal deaths for births from January to December 2016. The Infant Mortality and Morbidity Studies, Department of Health Sciences, University of Leicester.

6) Tachibana Y, et al (2015)：Antenatal risk factors of postpartum depression at 20 weeks gestation in a Japanese sample：Psychosocial perspectives from a cohort study in Tokyo. PloS one, 10 (12)：e0142410.

7) National Institute for Health and Care Excellence (2014, last updated 2020)：NICE Guidelines：Antenatal and postnatal mental health：clinical management and service guidance.

8) Fleischmann A, De Leo D (2014)：The World Health Organization's report on suicide：a fundamental step in worldwide suicide prevention.

9) US Surgeon General, National Action Alliance for Suicide Prevention (2012)：national strategy for suicide prevention: goals and objectives for action.

10) Krug EG, et al (2002)：The world report on violence and health. Lancet, 360 (9339)：1083-1088.

11) 衛藤暢明, 他 (2018)：総合病院精神科外来での自殺予防. 精神神経学雑誌, S430：873-9.

12) Knight M, et al (2018)：Saving Lives, Improving Mothers' Care - Lessons learned to inform maternity care from the UK and Ireland Confidential Enquiries into Maternal Deaths and Morbidity 2014-16. National Perinatal Epidemiology Unit, University of Oxford, 2018.

第3章

1) 日本周産期メンタルヘルス学会編（2017）：周産期メンタルヘルス　コンセンサスガイド 2017.
2) 日本産科婦人科学会，日本精神神経学会編（2020）：精神疾患を合併した，或いは合併の可能性のある妊産婦の診療ガイド　各論編.
3) 日本精神科救急学会監修，杉山直也編（2015）：精神科救急医療ガイドライン　2015 年版. へるす出版，2015.
4) National Institute for Health and Care Excellence（2015）：NICE Guidelines：Violence and Aggression：Short-term management in mental health, health and community settings.

第4章

1) 日本自殺予防学会監修，日本医療研究開発機構障害者対策総合研究開発事業（精神障害分野）「精神疾患に起因した自殺の予防法に関する研究」研究班編（2018）：救急医療から地域へとつなげる自殺未遂者支援のエッセンス　HOPE ガイドブック. へるす出版.
2) 日本臨床救急医学会総監修，日本臨床救急医学会「自殺企図者のケアに関する検討委員会」監修，PEEC ガイドブック改訂第 2 版編集委員会編（2018）：救急現場における精神科的問題の初期対応　PEEC ガイドブック. 改訂第 2 版，へるす出版.
3) Van Heeringen, et al（1995）：The management of non-compliance with referral to out-patient after-care among attempted suicide patients：a controlled intervention study. Psychol Med, 25 (5) 963-70.
4) Möller H（1989）：Efficacy of different strategies of aftercare for patients who have attempted suicide. J R Soc Med, 82 (11)：643-7.
5) Kawanishi C（2014）：Assertive case management versus enhanced usual care for people with mental health problems who had attempted suicide and were admitted to hospital emergency departments in Japan (ACTION-J)：a multicentre, randomised controlled trial. Lancet Psychiatry, 1(3)：193-201.
6) National Institute for Health and Care Excellence（2014, last updated 2020）：NICE Guidelines：Antenatal and postnatal mental health: clinical management and service guidance.
7) 日本周産期メンタルヘルス学会編（2017）：周産期メンタルヘルス　コンセンサスガイド 2017　CQ5, 2017.
8) Inagaki M, et al（2015）：Interventions to prevent repeat suicidal behavior in patients admitted to an emergency department for a suicide attempt：a meta-analysis. J Affect Disord, 175：66-78.
9) 立花良之，他（2016）：うつ病の妊産褥婦に対する医療・保健・福祉の連携・協働による支援体制（周産期 G-P ネット）整備についての研究. 平成 25 ～ 27 年度厚生労働科学研究費補助金　障害者対策総合研究事業 (精神障害分野）「うつ病の妊産褥婦に対する医療・保健・福祉の連携・協働による支援体制（周産期 G-P ネット）整備についての研究」分担総合研究報告書.
10) 立花良之（2016）：母親のメンタルヘルスサポートハンドブック　気づいて・つないで・支える多職種地域連携. 医歯薬出版.
11) 日本周産期メンタルヘルス学会編（2017）：周産期メンタルヘルス　コンセンサスガイド 2017　CQ6, 2017.

第5章

1) Tachibana Y, et al（2019）：Integrated mental health care in a multidisciplinary maternal and child health service in the community：the findings from the Suzaka trial. BMC pregnancy and childbirth, 19 (1)：58.

2）Tachibana Y, et al（2020）：An integrated community mental healthcare program to reduce suicidal ideation and improve maternal mental health during the postnatal period：the findings from the Nagano trial. BMC Psychiatry, 20（1）：389.

3）National Institute for Health and Care Excellence（2014, last updated 2020）：NICE Guidelines：Antenatal and postnatal mental health: clinical management and service guidance.

4）立花良之, 他（2015）：うつ病の妊産褥婦に対する医療・保健・福祉の連携・協働による支援体制（周産期G-P ネット）の均てん化についての研究. 平成27年度厚生労働科学研究費補助金 障害者対策総合研究事業(精神障害分野)「うつ病の妊産褥婦に対する医療・保健・福祉の連携・協働による支援体制（周産期G-P ネット）整備についての研究」総括・分担研究報告書.

5）立花良之（2016）：母親のメンタルヘルスサポートハンドブック　気づいて・つないで・支える多職種地域連携. 医歯薬出版.

6）尾崎紀夫（2005）：不眠の訴えからうつ病診療へ　一般診療における留意点. 日経メディカル, 3：132-3.

第6章

1）Patterson WM, et al（1983）：Evaluation of suicidal patients：the SAD PERSONS scale. Psychosomatics, 24（4）：343-5, 348-9.

2）衛藤暢明, 他（2018）：総合病院精神科外来での自殺予防, 精神神経学雑誌, S430：873-9.

3）Knight M, et al（2018）：Saving Lives, Improving Mothers' Care - Lessons learned to inform maternity care from the UK and Ireland Confidential Enquiries into Maternal Deaths and Morbidity 2014-16. National Perinatal Epidemiology Unit, University of Oxford, 2018.

4）Draper E, et al（2018）：MBRRACE-UK perinatal mortality surveillance report, UK perinatal deaths for births from January to December 2016. The Infant Mortality and Morbidity Studies, Department of Health Sciences, University of Leicester.

5）Paulson JF, Bazemore SD（2010）：Prenatal and postpartum depression in fathers and its association with maternal depression：a meta-analysis. JAMA, 303（19）：1961-9.

6）Kawanishi C（2014）：Assertive case management versus enhanced usual care for people with mental health problems who had attempted suicide and were admitted to hospital emergency departments in Japan（ACTION-J）：a multicentre, randomised controlled trial. Lancet Psychiatry, 1(3)：193-201.

著者略歴

たち ばな よし ゆき
立花良之

2001 年	信州大学医学部医学科　卒業
2001〜2002 年	信州大学医学部附属病院精神科神経科　研修医
2003〜2006 年	長野赤十字病院精神科　医員
2006〜2010 年	東北大学大学院医学系研究科博士課程
2010〜2012 年	英国 Manchester 大学児童精神科・王立 Manchester 小児病院児童精神科 博士研究員
2012〜2016 年	国立成育医療研究センターこころの診療部乳幼児メンタルヘルス診療科 医長
2016 年より	国立成育医療研究センターこころの診療部乳幼児メンタルヘルス診療科 診療部長
2021 年より	信州大学医学部周産期のこころの医学講座　特任教授（併任）
現在に至る	

専門分野：周産期・乳幼児精神保健
厚生労働省や日本医療研究開発機構の周産期・乳幼児精神保健についての研究事業で研究代表者を務めるなど，地域における妊娠期から子育て期の親子支援の実践・研究に携わっている．
厚生労働省の研究事業で長野県須坂市の親子保健関係者と協働して行った取り組み（本書で「須坂トライアル」として紹介）は，厚生労働省健やか親子21（第2次）第8回健康寿命を伸ばそう！アワード〈母子保健分野〉厚生労働大臣最優秀賞を受賞した（「『一人も取り残されない』妊娠期からの切れ目のない支援のための多職種連携地域母子保健システム『須坂モデル』の構築と均てん化」）．

続　母親のメンタルヘルスサポートハンドブック
産婦自殺・母子心中をなくすための対応ガイド
ISBN978-4-263-23753-3

2021 年 6 月 10 日　第 1 版第 1 刷発行

著　者　立　花　良　之
発行者　白　石　泰　夫
発行所　医歯薬出版株式会社

〒113-8612　東京都文京区本駒込 1-7-10
TEL. (03)5395-7618（編集）・7616（販売）
FAX. (03)5395-7609（編集）・8563（販売）
https://www.ishiyaku.co.jp/
郵便振替番号 00190-5-13816

乱丁，落丁の際はお取り替えいたします　　　　印刷・あづま堂印刷／製本・榎本製本

周産期・育児期のこころの問題をもつ母親への支援についてわかりやすく解説！

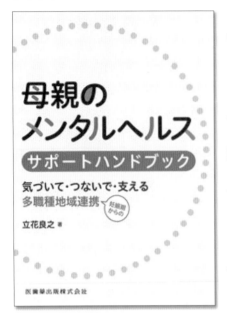

母親の メンタルヘルス

サポートハンドブック

気づいて・つないで・支える 多職種地域連携

立花 良之 著
（国立成育医療研究センターこころの診療部乳幼児メンタルヘルス診療科）

◆B5判　136頁　定価3,080円（本体2,800円＋税10%）
ISBN978-4-263-23684-0

産科医，助産師・看護師，小児科医，精神科医，保健師……　母親のメンタルヘルス不調にいち早く気づいて対応してほしい，すべての母子保健関係者に贈る一冊．どのように「気づく」のか，どこに「つなぐ」のか，どのように「支える」のか，その3つの視点から事例を交えて解説します．本書の内容は，東京都世田谷区，長野県長野市・須坂市などの母子保健関係の皆さんと連携ネットワークづくりをした実践がもとになっています．

おもな目次

第1章　気づく
◇「気になる」から「気づく」ことへの大切さ
◇「気づく」ために知っておきたいこころの問題の基礎知識
1. 産科医療機関で「気づく」
2. 精神科医療機関で「気づく」
3. 小児科医療機関で「気づく」
4. 保健師が「気づく」

第2章　つなぐ
◇「つなぐ」ために知っておきたい基礎知識
1. 産科医療機関から「つなぐ」
2. 小児科医療機関から「つなぐ」
3. 保健師から「つなぐ」
4. 精神科医療機関から「つなぐ」
5. 養育不全・児童虐待の予防・対応のために「つなぐ」（通告）

第3章　支える
◇「支える」前の“見立て”と本人のストーリーの理解
1. 産科医療機関で「支える」
2. 小児科医療機関で「支える」
3. 保健師が「支える」
4. 精神科医療機関で「支える」
5. 地域で連携して「支える」

第4章　実際の対応事例
（症例1）産後にうつ状態となった母親への支援
（症例2）自閉スペクトラム症の特性のある
　　　　母親への支援
（症例3）統合失調症の妊婦への支援
（症例4）産前から強迫症状があった母親への支援
（症例5）精神発達遅滞のある母親への支援
（症例6）乳児訪問で自殺念慮が強いことが
　　　　明らかになった母親への支援
（症例7）新生児健診で気づかれた
　　　　産後うつ病の母親への支援

第5章　メンタルヘルス不調の母親を
　　　　サポートするための用語集

第6章　有益なスクリーニングツール
（二質問法，GAD-2，PHQ-9，EPDS，赤ちゃんへの気持ち質問票，育児支援チェックリスト）

QRコードを読みとると詳しい情報がご覧いただけます▶

医歯薬出版株式会社　☎113-8612 東京都文京区本駒込1-7-10　https://www.ishiyaku.co.jp/